普通高等学校 "十四五" 规划医学实验教学示范中心新形态教材

丛书总主编◎董为人　安威

医学遗传学
实验教程

主　编：谢小冬　白春英

副主编：（按姓氏笔画排序）

　　　　刘合焜　桑　明　黄　辰　熊　符

编　者：（按姓氏笔画排序）

王小竹	（北京大学）	宋书娟	（北京大学）
史铁伟	（赤峰学院）	周　静	（赤峰学院）
白春英	（赤峰学院）	赵红珊	（北京大学）
刘合焜	（福建医科大学）	郭　波	（西安交通大学）
孙晓东	（湖北医药学院）	桑　明	（湖北医药学院）
李　丽	（福建医科大学）	黄　辰	（西安交通大学）
李旭阳	（赤峰学院）	商　璇	（南方医科大学）
李培强	（兰州大学）	谢小冬	（兰州大学）
杨玉霞	（北京大学）	谢寒冰	（四川大学华西第二医院）
沈　喜	（兰州大学）	熊　符	（南方医科大学）

华中科技大学出版社

http://press.hust.edu.cn

中国·武汉

内容简介

本书是普通高等学校"十四五"规划医学实验教学示范中心新形态教材。

本书共十三个实验,包括人染色体标本的制备及 G 显带核型分析、X 染色质的制作、人血液基因组提取、基因组 DNA 浓度和片段检测、引物设计及 PCR 实验、人乙醇代谢相关酶的基因分型和基因型频率计算、虚拟仿真实验筛查地中海贫血及遗传咨询等。

本书适合相关高校开设医学遗传学实验课程的师生使用。

图书在版编目(C I P)数据

医学遗传学实验教程 / 谢小冬,白春英主编 . —武汉:华中科技大学出版社,2024.1
ISBN 978-7-5772-0543-4

Ⅰ.①医… Ⅱ.①谢… ②白… Ⅲ.①医学遗传学–实验–高等学校–教材 Ⅳ.①R394-33

中国国家版本馆 CIP 数据核字(2024)第 019149 号

医学遗传学实验教程　　　　　　　　　　　　　　　　　　谢小冬　　白春英　主编

Yixue Yichuanxue Shiyan Jiaocheng

策划编辑:蔡秀芳

责任编辑:张　琴

封面设计:廖亚萍

责任校对:刘　竣

责任监印:周治超

出版发行:华中科技大学出版社(中国·武汉)　　　　电话:(027)81321913
　　　　　武汉市东湖新技术开发区华工科技园　　　　邮编:430223

录　　排:华中科技大学惠友文印中心

印　　刷:武汉市籍缘印刷厂

开　　本:889mm×1194mm　1/16

印　　张:6.25

字　　数:106 千字

版　　次:2024 年 1 月第 1 版第 1 次印刷

定　　价:32.80 元

普通高等学校"十四五"规划医学实验
教学示范中心新形态教材

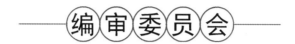

编审委员会

网络增值服务

使用说明

欢迎使用华中科技大学出版社医学资源网 yixue.hustp.com

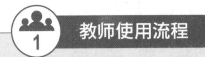
1 教师使用流程

（1）登录网址：**http://yixue.hustp.com** （注册时请选择教师用户）

注册 > 登录 > 完善个人信息 > 等待审核

（2）审核通过后，您可以在网站使用以下功能：

下载教学资源　　建立课程　　　　管理学生　　　布置作业　查询学生学习记录等

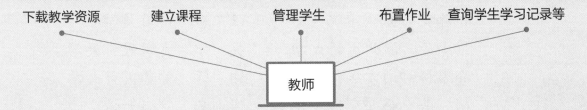

教师

2 学员使用流程

（建议学员在PC端完成注册、登录、完善个人信息的操作）

（1）**PC 端操作步骤**

①登录网址：**http://yixue.hustp.com** （注册时请选择普通用户）

注册 > 登录 > 完善个人信息

②**查看课程资源：** （如有学习码，请在个人中心-学习码验证中先验证，再进行操作）

选择
课程

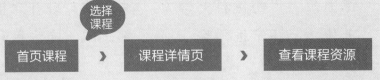
首页课程 ＞ 课程详情页 ＞ 查看课程资源

（2）**手机端扫码操作步骤**

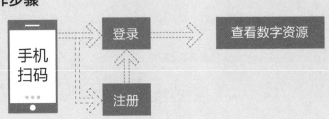

手机
扫码

登录 ⇒ 查看数字资源

注册

序言

基础实验中融合临床－科研思维
助力高质量医学人才培养

当今世界正经历百年未有之大变局，融合创新成为新时代的主旋律，中国高等教育理应成为融合创新的领航者，而现实是大学发展仍落后于社会的发展。医学本科教育亦是如此，尤其是基础医学教育，而基础医学教育直接关系着基础研究、基础医学拔尖人才的培养以及新医科的成败。

创新性人才的培养不是一蹴而就的，要让学生养成融合创新思维的习惯，而养成该习惯的最佳途径便是将习惯培养贯穿到每一个日常的实验项目中，即在实验过程中将知识、思维和素养无缝融入，这本身也是课程思政的重要内涵。

本系列教材由高等学校国家级实验教学示范中心联席会基础医学组组织全国基础医学教学领域优秀的资深一线教师编写而成。

本系列教材最显著的特点是引导学生在传统实验项目的基础上，基于融合思维（基础与临床和科研相结合），发现影响实验的因素（变量）；或者与其他学科（尤其是临床医学类）密切关联，进行设计和实验，从而培养学生的科研素养，使学生能够学以致用。本系列教材设有部分综合性、设计性和创新性实验，在潜移默化中培养学生的科研素养，为其之后的学习、工作奠定基础。

本系列教材适合各类各层次的高校教学使用，各学校可根据本校人才培养定位和学情自行确定教学方案。

本系列教材为普通高等学校"十四五"规划医学实验教学示范中心新形态教材。教材的编写有幸得到兄弟院校各位专家和教授的鼎力支持。本系列教材的付梓凝结着各位编者辛勤的汗水，同时也特别感谢山东数字人科技股份有限公司、郑州国希望教学用品有限公司、成都泰盟软件有限公司的大力支持。

由于时间紧，编者来自全国各高校，书中不妥之处在所难免，恳请使用本系列教材的师生不吝赐教，提出宝贵意见和建议，以便再版时改进，携手打造一套基础实验融合临床－科研思维、符合教学实际的精品教材，为推进我国高质量医学人才培养贡献一份力量。

普通高等学校 "十四五"规划医学实验教学
示范中心新形态教材编审委员会

前言

　　根据医学遗传学教学改革的要求及教育行政部门对数字化教学资源建设鼓励政策的不断颁布和推进实施，为加速实虚结合医学遗传学实验课建设，本教材编者整合了国内8所大学的20位长期从事遗传学教学、研究等方面的专家及学者，本着创新、整合的理念，在长期从事遗传教学和科研实践工作的基础上，从注重学生动手能力、科研素质、职业需求入手，考虑到各相关高校目前的实验课教学实际（基本内容和课时要求），发挥集体智慧编写了本教材。其目的是希望与高校相关专业的师生深入探讨和交流医学遗传学实验课相关理念、知识、技术及实践经验，提高我国相关高校医学遗传学实验课的教学水平，推进医学遗传学教学改革。

　　本教材以提高学生动手能力、科研素质，满足职业需求为目标，围绕遗传学相关基础理论、应用理论、科学技术和实践，并特别注重理论与职业实践的结合。各位编者在所撰写的实验中尽可能地融汇了个人的教学成果、科研成果和实践经验，使相关领域的师生对实验教学内容有更为深刻的理解。本教材适合相关高校开设医学遗传学实验课程的师生使用。由于时间仓促，本教材难免存在遗漏和缺憾之处，谨请使用本教材的广大师生、科技工作者和其他相关读者批评指正。

　　本教材的编写过程自始至终得到了本丛书倡导者南方医科大学董为人教授及各位编者所在单位相关领导的大力支持，和本教材编写会议工作人员的辛勤付出，在此一并表示衷心的感谢！

编者

目录

实验一　人染色体标本的制备及 G 显带核型分析

【学习目标】

1. 知识目标　掌握染色体组成、结构特点；熟悉常染色质、异染色质的组成与结构异同；理解核型与带型概念，并了解其与染色体病诊断的关系。

2. 能力目标　显微镜的熟练使用；玻片标本的制备技术；人染色体标本制备技术、人染色体 G 显带技术、人染色体 G 显带核型分析方法、人染色体 G 显带核型分析的应用。

3. 素养目标　建立染色体标本与细胞核结构、细胞分裂与周期、染色体病诊断等知识点关联的系统思维，培养科学探究、团队合作精神。

【实验原理】

染色体作为真核细胞遗传信息的特定载体，在有丝分裂中期形态最为典型。通常通过培养人外周血淋巴细胞进行染色体标本的制备。人外周血淋巴细胞通常不分裂，植物血凝素可刺激淋巴细胞转化为增殖状态的淋巴母细胞，经培养获得足量分裂期淋巴细胞。秋水仙素能使淋巴细胞停留在有丝分裂中期，经低渗、固定、滴片和烤片等处理，可得到大量分散效果较好的染色体分裂相。采用 G 显带技术，将上述染色体标本用胰蛋白酶处理和进行吉姆萨（Giemsa）染色，可使染色体沿纵轴显示宽窄不等、深浅不一的带纹，应用于染色体的显带核型分析。G 显带即吉姆萨带，是将处于分裂中期的细胞经胰蛋白酶或碱、热、尿素等处理后，再经吉姆萨染料染色后所呈现的区带。每条染色体都有其较为恒定的带纹特征，所以 G 显带后，可以较为准确地识别每条染色体，并可发现染色体上较细微的结构畸变。G 显带核型（图 1-1）分析已成为临床染色体病诊断的常规应用手段，在疾病的预后判断中具有潜在应用价值。

扫码看彩图

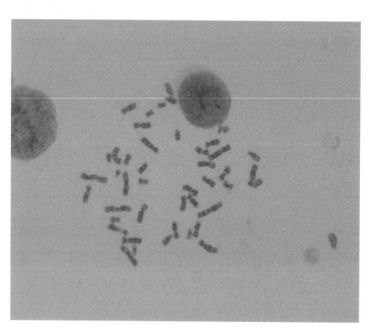

图 1-1　人类染色体 G 显带核型

【实验对象及材料】

1.**实验对象**　人外周血淋巴细胞。

2.**实验试剂**　RPMI-1640 培养液、0.2% 肝素钠、10 μg/mL 秋水仙素、0.075 mol/L KCl 低渗液、甲醇、冰乙酸、吉姆萨染色液、0.25% 胰蛋白酶溶液、磷酸缓冲液（pH 6.8）、生理盐水。

3.**实验器材**　采血针、培养瓶、15 mL 离心管、离心机、载玻片、吸管、镊子、酒精灯、玻片染盒、光学显微镜、擦镜纸。

【实验步骤】

1.采血　用酒精消毒皮肤，经肘静脉采血 0.3～0.5 mL（肝素抗凝）。超净工作台内将注射针直接穿过培养瓶的橡胶塞，向 5 mL 培养基中注入 0.3～0.5 mL（15～20 滴）全血，轻摇匀后置 37 ℃恒温箱培养。

2.培养　培养 72 h，定期轻摇匀（2～3 次/天），以混匀血细胞。终止培养前 2～4 h，在培养液中加入秋水仙素，使终浓度为 0.07 μg/mL，轻摇培养瓶混匀，继续培养。

思考：加入秋水仙素的目的是什么？

3.收集细胞　将细胞混悬液移入离心管，1500 r/min 离心 5 min，弃上清液。

4.低渗　加入 0.075 mol/L KCl 低渗液至 7 mL，吹打沉淀 100 次，37 ℃低渗 15～20 min；加入固定液至 8 mL，吹打，1500 r/min 离心 5 min，弃上清液。

思考：低渗液的作用是什么？此处反复吹打的目的是什么？

5.固定　加入固定液至 8 mL，吹打 100 次，37 ℃固定 15～20 min；1500 r/min 离心 5 min，弃上清液。

思考：固定的目的是什么？

6.二次固定　加入固定液至 8 mL，吹打 100 次，37 ℃固定 15～20 min；1500 r/min 离心 5 min，弃上清液（留少许上清液，0.3～0.4 mL，视细胞数量而定）。

思考：为何要进行二次固定？

7.制片　用吸管将混匀沉积于离心管底部的细胞吹打成细胞悬液。用镊子取一洗净预冷的载玻片，吸取细胞悬液自 10～20 cm 高处滴在预冷的载玻片上，每张滴 3～5 滴，轻吹散，在空气中干燥。37 ℃恒温干燥过夜，或室温长期保存。

8.消化　胰蛋白酶需提前预热，将标本放入 37 ℃ 0.25 %胰蛋白酶中，轻轻晃动 2～60 s。

思考：胰蛋白酶的作用原理是什么？

9.染色　吉姆萨染色液染色 5～10 min，自来水冲洗，晾干，镜检。制好的染色体标本，先在低倍镜下观察，可见到许多大小不等被染成紫红色呈圆形的间期细胞核，其间分散着中期分裂相。转换高倍镜、油镜进行观察。如果染色体未显带纹，则为显带缺乏；如果染色体边缘发毛，则为显带过度，应根据具体情况调整胰蛋白酶处理时间，重新处理相应标本，直至观察到染色体形态好、分散好、条带清晰的分裂相，摄像、冲印照片。

思考：吉姆萨染色液的作用原理是什么？

10.镜下观察　用细小流水冲洗，室温干燥，在低倍镜下找染色体分散好的长度适中的中期分裂细胞，在油镜下每条染色体形态清晰可见，观察G显带（图1-1）。

思考：光学显微镜下使用香柏油的目的是什么？使用完油镜后，应当如何操作，以维护显微镜正常使用？

附：

人类染色体G显带特征记忆口诀

一秃二蛇三蝶飘，四像鞭炮五黑腰。

六号像个小白脸，七盖八下九苗条。

十号长臂近带好，十一低来十二高。

十三四五一二一，十六长臂缢痕大。

十七长臂带脚镣，十八人小肚皮大。

十九身白扎黑腰，二十头重脚飘飘。

二十一像葫芦瓢，二十二头上一点黑。

X染色体一担挑，Y染色体大黑脚。

【思考题】

（1）染色体G显带技术是基于什么原理？

（2）染分析影响人类染色体G显带实验结果的因素。

（3）染G显带核型分析在临床诊断中存在哪些局限？

（4）染染色体微阵列分析技术有哪些优缺点？

（5）染简述人染色体G显带核型分析的应用。

【拓展技术】

染色体微阵列分析技术（chromosomal microarray analysis，CMA），又称为"分子核型分析"，是一种高分辨率的全基因组拷贝数变异分析技术。其原理是将涵盖染色体重要片段的DNA探针固定于固相支持物上，与荧光标记的样品分子杂交，读取杂交信号，监测分析样品分子的数量和序列信息，可检测出大于1 kb的拷贝数变异（copy number variation，CNV）微缺失/微重复。目前，CMA主要包括微阵列比较基因组杂交技术和微阵列单核苷酸多态性分析技术。

实验二 X染色质的制作

【学习目标】

1.**知识目标** X染色质的概念和观察。

2.**能力目标** 掌握X染色质的形态特征及所在部位。了解X染色体失活的假说和意义，以及失活染色体上的基因所控制的遗传性状的特点。

3.**素养目标** 培养仔细观察、认真分析的科学求真精神。

【实验原理】

间期细胞的染色质主要有两种类型：在细胞分裂期凝缩而在间期松散（呈弥散状）的称为常染色质；在所有时期一直凝缩着的称为异染色质。实际上异染色质又可分为两类：一类是在各种细胞中都处于凝缩状态，最晚进行复制的异染色质，这类异染色质不含有结构基因，没有什么"功能"，称为结构异染色质；另一类则是在有些细胞或在一定的发育时期和生理条件下才表现为凝缩状态的异染色质，这类异染色质虽含有结构基因，但从生理上讲，绝大多数基因是失活的，称为兼性异染色质。如X染色质就是一种兼性异染色质。

1949年，加拿大医生巴尔（M. L. Barr）等发现雌猫的神经细胞的间期核中有一个深染的小体，直径约1.5 μm，而雄猫中却没有。这种现象在哺乳动物中广泛存在，这个小体被称为X染色质，又称为巴氏小体，或X小体。

在剂量补偿效应中，女性有两条X染色体，但所表达的绝大部分遗传物质与只有一条X染色体的男性是一样多的。这是因为女性的X染色体中只有一条保持活性，而另一条以巴氏小体的形式存在，遗传上无活性，使X连锁基因得到剂量补偿。近来，研究发现，哺乳动物的X染色体着丝粒附近存在X失活中心（X inactivation center，Xic），此区域中两个非编码RNA基因在X失活过程中发挥积极作用，即Xist基因和Tsix基因。研究发现，Xist和Tsix的作用似乎是对立的，在将要失活的X染色体上低表达的Tsix基因导致Xic区域的Xist基因表达增加，同时在不失活X染色体的Xic区域Tsix表达水平保持不变。在将要失活的X染色体上，表达增多的Xist从Xic区域向外扩散，直至覆盖整个染色体，这个过程有助于启动下游组蛋白修饰，如组蛋白H3甲基化和组蛋白H2A泛素化，以及通过CpG位点的甲基化直接修饰DNA本身。这一系列的变化促使X染色体上的基因表达失活，并使其压缩形成巴氏小体。

【实验对象及材料】

1. **实验对象**　女性和男性口腔上皮脱落细胞。
2. **实验试剂**　1%NaCl溶液、蒸馏水、枸橼酸钠。
3. **实验器材**　试管架、5 mL试管10支、2 mL吸管。

【实验步骤】

1. **口腔上皮脱落细胞的收集**　男性和女性志愿者各一位。收集细胞前，清水漱口3～4次，用灭菌牙签的钝头刮取口腔颊部细胞，涂于干净的载玻片上使其成一薄层，在空气中干燥。刮口腔黏膜细胞前需要漱口，并将第一次刮取物弃去。涂片时尽量使其均匀，最好能使细胞呈单层分散平铺。

2. **固定**　准备甲醇和冰醋酸，按照甲醇∶冰醋酸＝3∶1的比例配制新鲜固定液。

3. **分化**　将1 mL的浓盐酸（37%）加入到11 mL的水中稀释，所得到的稀盐酸浓度为1 mol/L。将玻片浸入盛有分化液的染缸中，分化10 min后流水冲洗，晾干。

Note

4.**染色**　玻片置于染盘中，甲苯胺蓝染色液覆盖玻片10～15 min，用清水洗去染色液。

5.**观察**　光学显微镜下观察，所观察细胞的细胞核要较大，轮廓要清楚完整，无缺损和皱褶。核质染色清晰，呈细网状或均匀的细颗粒状，无深染大颗粒及细菌污染。X染色质为位于核膜内侧缘的浓染小体，大小为1～1.5 μm，多为扁平形、半圆形、三角形。

6.**分析**　分别观察男女50个可数细胞，计算显示X染色质所占百分比，比较男女口腔上皮细胞中X染色质的百分比。

【思考题】

（1）描绘所观察到的X染色质的形态特征和在细胞中的分布状况。

（2）阐述X染色质的生物学意义。

（3）查阅资料了解X染色质形成的分子机制。

（4）如果由你来撰写本实验的内容，你该如何设计？

实验三　人血液基因组提取

【学习目标】

1.知识目标　掌握全血中分离白细胞、白细胞中分离和纯化基因组DNA的实验原理与方法。

2.能力目标　掌握微量移液器及离心机使用方法，能够从全血中分离纯化基因组DNA。

3.素养目标　了解分子生物学实验是在分子的微观层面进行的，在实验过程中要保持认真及严谨的态度，才能保证实验结果的准确性；了解科学实验的严谨和不易。

【实验原理】

人类基因组是人体所有遗传信息的总和，包括两个独立且相互关联的核基因组与线粒体基因组。基因组DNA分离纯化的方法有很多种，本实验以低渗盐溶液破裂红细胞，获得白细胞。以含乙二胺四乙酸（EDTA）、十二烷基硫酸钠（SDS）抽提液裂解白细胞，异丙醇沉淀，乙醇破坏DNA表面水化膜，最终获得基因组DNA。

低渗盐溶液可以引起红细胞膨大而破裂。EDTA为二价金属离子螯合剂，

可以降低 Mg^{2+} 浓度，抑制 DNA 酶的活性，并降低细胞膜的稳定性。SDS 为生物阴离子去污剂，主要引起细胞膜的降解并使其沉淀，同时还有降解 DNA 酶的作用。pH 8.0 的三羟甲基氨基甲烷(Tris)溶液可以保证析出的 DNA 分子进入水相。异丙醇可以使 DNA 从水溶液中析出。乙醇可以夺去 DNA 分子表面的水化膜，使 DNA 分子失水而易聚合。

【实验对象及材料】

1. **实验对象** 人全血。

2. **实验试剂** 新鲜 EDTA 抗凝血液、0.2％NaCl 溶液、红细胞裂解液（0.155 mol/L NH_4Cl，0.01 mol/L $NaHCO_3$，0.127 mol/L EDTA）、95％乙醇、DNA 抽提液（10 mmol/L pH 8.0 Tris-Cl，0.1 mmol/L pH 8.0 EDTA，1.0％SDS）、TE 缓冲液（含 10 mmol/L 的 Tris-Cl（pH 8.0）和 1 mmol/L 的 EDTA（pH 8.0））、异丙醇。

3. **实验器材** 恒温水浴锅、台式离心机、微量移液器。

【实验步骤】

1. 外周血中分离白细胞

（1）将 3 mL 全血倒入 10 mL 或 15 mL 的离心管中。

（2）1500 r/min（500 g），室温离心 5 min。

（3）将上层黄色透明的血浆移入 2 mL 的圆底离心管中，3 mL 的血可得到约 1.5 mL 的血浆，−20 ℃保存，以备测量血浆蛋白等。

（4）剩余的 1.5 mL 血细胞中加入 5～10 倍体积 0.2％NaCl 溶液（加入 7.5～10 mL 即可），混匀。

（5）室温 2500 r/min（1000 g），离心 5 min。

（6）弃上清液，沉淀为白细胞。再加入 0.2％NaCl 溶液至 10 mL，混匀。

（7）室温 2500 r/min（1000 g），离心 5 min。

（8）弃上清液，加入 1 mL 0.2％NaCl 溶液，用微量移液器吸打混匀，移入 1.5 mL 的离心管中。

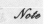

（9）12000 r/min，离心 1 min，用微量移液器去除上清液，留下沉淀。

思考：血液的哪部分可以提取基因组DNA？为什么要分离白细胞？

2. 白细胞中基因组DNA的分离与纯化

（1）沉淀中加入 1 mL 的红细胞裂解液，混匀。室温下静置 20 min 以进一步破碎红细胞，10000 r/min 离心 10 min，弃上清液。

（2）沉淀中加入 1 mL 的DNA抽提液，立即用微量移液器吸打混匀白细胞，37 ℃水浴保温 1 h 后，高速震荡 10～15 s，沸水浴 10 min 后 10000 r/min 离心 10 min，使细胞碎片及变性蛋白质沉淀。

（3）取上清液于一新的离心管，加入等体积的异丙醇，颠倒混匀，可见白色沉淀絮状物质即基因组DNA，12000 r/min 离心 1 min，吸取上清液，弃掉，小心不要吸走白色沉淀。

（4）加入 1 mL 70％乙醇，颠倒混匀，12000 r/min 离心 1 min。

（5）晾干，加入 100 μL TE缓冲液溶解备用，做好标记后 4 ℃冷藏备用。

思考：如何去除细胞膜碎片、各种细胞器及蛋白质？请分析本实验步骤，在分离纯化基因组DNA过程中，我们尚未去除哪一种物质？

【思考题】

（1）基因组DNA分离纯化过程中，需要注意哪些事项？

（2）医学遗传学实验为什么要分离纯化基因组DNA？

（3）基因组DNA的分离纯化的临床应用有哪些？

【拓展技术】

在临床上，提取DNA常采用的方法为从血液、口腔黏膜、唾液中分离纯化基因组DNA，该方法简便快捷并且应用广泛。样本来源有新鲜血液、血斑、精斑、血块、口腔拭子、唾液等。

Note

实验四 基因组DNA浓度和片段检测

【学习目标】

1. **知识目标** 掌握DNA浓度测定和DNA片段检测的原理。

2. **能力目标** 能够独立完成基因组DNA浓度、纯度测定及DNA片段琼脂糖凝胶电泳检测实验。

3. **素养目标** 培养学生严谨的科学研究态度。

【实验原理】

DNA分子的碱基具有共轭双键，使其在240～290 nm之间有强吸收峰。碱基与戊糖、磷酸形成核苷酸后，最大吸收波长不变。单核苷酸连接成核酸后，最大吸收波长为260 nm，吸收低谷在230 nm，这个物理特性为测定溶液中的核酸浓度奠定了基础。在波长260 nm的紫外线下，1个OD值大约相当于50 μg/mL的双链DNA、38 μg/mL的单链DNA或RNA、33 μg/mL的单链寡聚核苷酸。以波长260 nm和280 nm的紫外光吸收值的比值（A_{260}/A_{280}）估计核酸的纯度。紫外分光光度法（图4-1）只用于测定浓度大于0.25 μg/mL的核酸溶液。

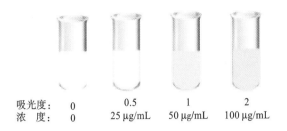

吸光度:	0	0.5	1	2
浓度:	0	25 μg/mL	50 μg/mL	100 μg/mL

图4-1 紫外分光光度法测DNA浓度

带电荷的离子在电场中的定向移动称为电泳。琼脂糖凝胶电泳是一种简便、快速、常用的分离纯化和鉴定核酸的方法。核酸是兼性离子，在pH 8.0时，带负电荷的DNA离子在电场中向正极移动，不同浓度琼脂糖凝胶可以分离100 bp至50 kb的DNA片段。

【实验对象及材料】

1.实验对象 DNA。

2.实验试剂 基因组DNA提取试剂盒、TE缓冲液、琼脂糖、DNA标记、1×TAE缓冲液、溴化乙锭（EB）溶液、三羟甲基氨基甲烷（Tris）、醋酸、乙二胺四乙酸（EDTA）。

3.实验器材 石英比色皿、紫外分光光度计、电泳仪、水平式凝胶电泳槽、微波炉、加样梳、凝胶成像系统。

【实验步骤】

1.DNA浓度测定

（1）预热：预热紫外分光光度计20 min。

（2）校正杯差：用灭菌双蒸水洗涤石英比色皿，吸水纸吸干后再加入TE缓冲液或灭菌双蒸水（RNA样品用DEPC处理双蒸水），放入样品室的比色皿架上，关上盖板，设定狭缝后校正0%和100%。

（3）样品测定：用TE缓冲液或灭菌双蒸水（RNA样品用DEPC处理双蒸水）对待测核酸样品溶液进行适当稀释（RNA样品加DEPC处理双蒸水）并充分混匀，润洗石英比色皿后将剩余样品溶液转入石英比色皿中。

（4）读值：在波长260 nm和280 nm处分别读取并记录吸光度（A）。

思考：测定DNA浓度前，不校正杯差，会影响实验结果吗？为什么？

2.DNA片段检测

（1）称取0.6 g（适量）琼脂糖置于三角瓶中，加入40 mL 1×TAE缓冲液。

（2）微波炉加热，使琼脂糖充分熔化。

（3）制胶模具，插好加样梳。待琼脂糖冷却至60 ℃左右时，将熔化的琼脂糖小心地倒入胶床中，速度要快，让胶自然冷却至完全凝固（需要20～30 min）。

（4）向上方小心地拔出加样梳，避免前后左右摇晃，以防破坏胶面及加样孔，将胶和胶床小心地放入水平式凝胶电泳槽中，样品孔置于阴极端。

（5）向电泳槽中加入1×TAE缓冲液，液面高于胶面1～2 mm。

（6）将2 μL上样液与2 μL样品DNA反复吹吸混匀。吸头垂直伸入液面下胶孔中，将吸头垂直深入液面下胶孔中，在孔中小心地上样。

（7）接通电源，打开电源开关，电泳开始以正、负极铂金丝有气泡出现为准。根据指示剂迁移的位置，判断是否终止电泳。切断电源后，取出凝胶。

（8）将凝胶浸泡于稀释后的EB溶液（1 μg/mL）中15 min，取出染色后的凝胶，在凝胶成像系统中观察，照相，保存，记录结果。

思考：如果将样品孔置于电泳槽的阳极端，会影响实验结果吗？为什么？

【思考题】

（1）应该怎么计算DNA浓度？

（2）测定DNA浓度的同时，我们还可以检测DNA的哪些指标？

（3）如何评价提取基因组DNA的纯度？

（4）琼脂糖凝胶电泳技术除了可以用于检测基因组DNA的纯度外，还有哪些应用？

实验五　引物设计及PCR实验

【学习目标】

1.知识目标　掌握如何设计引物及聚合酶链反应实验（PCR实验）；掌握PCR各种Taq酶和缓冲液的特点；掌握PCR实验的基本操作过程。

2.能力目标　能熟练使用引物设计软件，根据不同序列特点设置引物所需的各种条件；熟悉引物稀释和保存的浓度和条件。熟练使用PCR仪和设置各种PCR程序；精准操作各种移液器。

3.素养目标　培养学生分子实验的基本技能，树立科学严谨的实验态度和勇于探索的创新精神。

【实验原理】

1.引物　PCR最关键最重要的参数。PCR引物决定产物长度和特异性。目标基因序列两端分别为一条正向引物和一条反向引物。目标基因序列经变性、退火复性后，引物与目标基因序列相应位置按互补原则一一配对，在聚合酶作用下，在引物3′端开始延伸（以与引物结合的长链为模板，按碱基互补配对原则，不断添加新的核苷酸）。

引物设计时需要考虑PCR扩增的目的：克隆或测序。如果是测序鉴定靶DNA序列，需要考虑避开Ploy N的位置。若实在避不开，可以在Ploy N下游设计测序引物。

2.PCR 即聚合酶链反应，其实质是在体外模拟体内DNA复制扩增的过程。PCR扩增过程需要以下条件：模板（基因组DNA）、提供最佳反应环境的缓冲液、dNTP、PCR聚合酶、特定引物。变性、退火复性、延伸这三个过程反复循环，可以使特定DNA片段呈指数扩增（图5-1）。

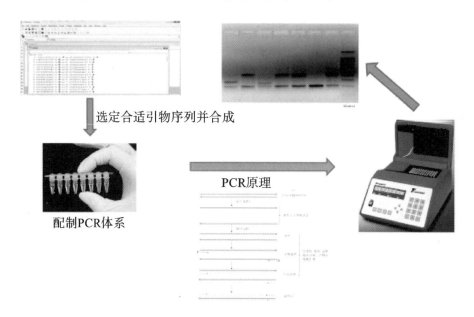

图5-1　引物设计及PCR流程图

对致病基因编码区外显子及相邻内含子序列进行引物设计及PCR扩增，经Sanger测序即可进行疾病分子诊断。

【实验对象及材料】

1.实验对象　基因组DNA或质粒DNA。

2.实验试剂　2×PCR预混液（或者单独的Taq酶及各种PCR缓冲液）、无菌双蒸水、10×TAE缓冲液、琼脂糖、DNA分子量标准。

3.实验器材　电脑、相应引物设计软件（比如DNAMAN）、96孔板、试管架、移液器、加样枪头、0.2 mL PCR管或8联排、掌上离心机、PCR仪、电泳系统（电泳仪和凝胶成像仪）。

【实验步骤】

1. 引物设计

（1）安装引物设计软件：可用来设计引物的软件有DNAMAN和PRIMER系列等。以DNAMAN为例，按软件操作说明安装DNAMAN软件。

（2）下载目标基因序列：https://www.ncbi.nlm.nih.gov/，www.ensembl.org，http://genome.ucsc.edu，打开这三个网站中的任一个网站下载相应的目标基因序列。

（3）将相应序列存入软件序列库：打开软件的一个空白页，选择目标基因相应位置序列（远大于需扩增大小的序列数目），复制粘贴到软件的空白页，然后点击"Load Sequence"，将序列存于软件序列库（图5-2）。

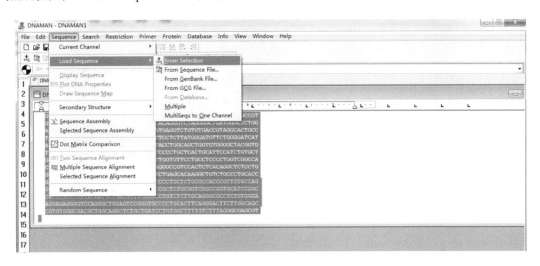

扫码看彩图

图 5-2 将相应序列存入软件序列库

（4）点击"Design Primers for DNA"。

（5）设定相应条件。

①引物长度：18～30 bp，引物长度与PCR特异性成正比，但长度增加时退火效率下降，影响产量。

②退火温度设定：50～65 ℃。

③GC含量：40%～60%。

④形成二聚体的碱基不超过3个。

⑤Ploy N不超过3个。

⑥3′端碱基特异性要求较5′端高。

⑦引物自身内部和引物3′端互补序列碱基数不超过3个（图5-3）。

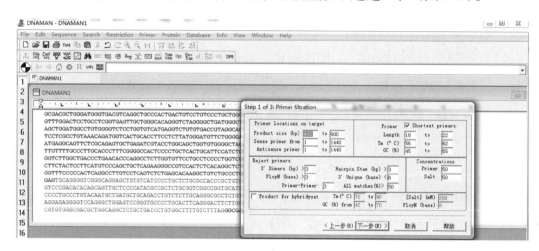

图5-3　设置引物设计所需的条件

思考：

①序列里如果重复序列太多怎么办？

②序列里GC含量太高或太低怎么办？

（6）从软件输出的所有Primers选择合适的引物序列。

①引物扩增片段尽量包括目标位置上下游，至少100 bp。

②如果是特定基因编码区测序，引物设计多跨越内含子。

思考：如果需要对目标位置进行测序，那么引物扩增片段与目标位置的距离如何设定？

（7）Blast引物序列：排除基因组重复序列影响（https：//blast.ncbi.nlm. nih.gov/ Blast.cgi）。选定引物后，可合成相应寡核苷酸链。

2.PCR实验步骤

（1）引物合成、稀释、保存：将合成的引物干粉先稀释成100 μmol/L的溶液（储存液，−20 ℃保存），再稀释成10 μmol/L的工作液（4 ℃保存）。

（2）稀释和保存模板DNA。

①将提取的基因组DNA定量（浓度高的储存液保存在−20 ℃冰箱，长期保存可放−80 ℃冰箱），稀释成20～50 ng/μL，作为工作液，4 ℃保存。

②PCR是一种非常敏感的分子实验，模板稍微有污染，就可能产生假阳性，因此实验室尽量单独设立PCR准备区、实验区和检测区，并设立阴性对照

（水作为模板）以排除污染。

（3）配制PCR工作体系，见表5-1。

表5-1　配制PCR工作体系

试剂	用量
正反向引物（10 μmol/L）	各1 μL
2×PCR预混液（内含Taq酶、dNTP及Taq酶缓冲液）	12.5 μL
DNA模板（20～50 ng/μL）	1 μL
无菌双蒸水	补齐至25 μL

思考：如何选择合适的Taq酶和PCR缓冲液？比如对于GC含量高的序列或者有重复序列/二级结构序列如何选择合适的Taq酶和PCR缓冲液？

（4）PCR扩增工作体系见表5-2。

表5-2　PCR扩增工作体系

序号	温度	时间
1	95 ℃	5 min
2	95 ℃	45 s
3	合适退火温度	45 s
4	72 ℃	30～45 s（根据长度设定）
5	2 ⟶ 4 72 ℃	循环35周 10 min
6	4 ℃	停止

思考：①变性-复性-延伸温度和时间如何设定？循环35周的目的是什么？

②如何保证长片段PCR扩增成功？

③如何保证PCR产物无错配（PCR保真程度高），或者说如何避免非特异性扩增？

④GC含量高区域如何选择Taq酶和相应的缓冲液？

⑤模板有二级结构怎么办？

⑥为什么需要设置72 ℃延伸阶段？

（5）电泳检测PCR：配制1×TAE缓冲液和2.5％琼脂糖凝胶，电泳检测PCR产物，同时加注DNA分子量标记。

> **备注：** 电泳可见单一条带，且片段大小与引物设计大小一致，即提示引物设计及PCR成功。

【思考题】

（1）假如目标基因片段有一段序列（约1500 bp）与基因组其他位置上的片段完全相同，请问如何设计引物及PCR对目标基因进行测序？

（2）如果给你一段基因序列，你将如何设计引物并进行PCR实验？比如人类基因DMD(序列中任取一段即可)。

（3）如果PCR实验后，琼脂糖电泳发现阴性对照管（空白对照，模板为无菌双蒸水）出现PCR产物条带，如何解释此种现象及如何处理？

【拓展技术】

PCR技术是生物医学领域一项关键技术，PCR-Sanger测序是医学遗传学及检验医学中分子诊断技术之一，由它衍生出一系列DNA检测技术，比如等位基因特异性PCR和多重连接探针扩增技术（multiplex ligation-dependent probe amplification，MLPA）。MLPA是一种针对待检DNA序列进行定性及半定量分析的技术，基本原理包括探针与靶DNA序列进行杂交，然后依赖特定连接酶进行连接，PCR，产物经毛细管电泳分离及数据分析，即可对样本进行定性及半定量分析。此技术可以检测染色体病及单基因遗传病的缺失/重复突变，也可以针对特定基因特定点突变进行分析。

实验六　人乙醇代谢相关酶的基因分型和基因型频率计算

【学习目标】

1. **知识目标**　掌握计算基因频率和基因型频率的方法和原理。
2. **能力目标**　实验技能、分析能力、融汇总结能力。
3. **素养目标**　热爱科学,具有创新思维、批判思维，崇尚真理。

【实验原理】

基因分型是指利用分子生物学检测方法测定个体基因型的技术，又称为基因型分析，使用的技术包括聚合酶链反应（PCR）、DNA片段分析、寡核苷酸探针、基因测序、核酸杂交、基因芯片技术等。基因型频率是指群体中某一基因型与该基因座上基因型总数的比率。基因频率是指群体中某个等位基因与该基因座上等位基因总数的比率。可利用遗传平衡定律求解基因频率和基因型频率。

基因频率和基因型频率间的关系（以一对等位基因为例）如下。

设某一基因座上有一对等位基因：　　　　A　　　　　　　　　a

这对等位基因的频率分别为：　　　　　　p　　　　　　　　　q

由这对等位基因构成的基因型有：　　　　AA　　　　Aa　　　aa

各基因型的个体数为：　　　　　　　　　　D'　　　　H'　　　　R'

由这三种基因型构成的群体总数为：N（= D' + H' + R'）

则各基因型频率分别为：　　　　　　　　D=D'/N，H=H'/N，R=R'/N

N个个体所包含的基因总数为：　　　2 N

当人摄入乙醇后，体内的乙醇脱氢酶（alcohol dehydrogenase，ADH）首先将其氧化为乙醛，然后通过乙醛脱氢酶（acetaldehyde dehydrogenase，ALDH）把乙醛进一步转化成为乙酸。乙醛对身体有较强的毒性，一旦乙醛脱氢酶2（ALDH2）发生突变，将会影响身体降解乙醛的效率，导致乙醛在体内累积，从而引发身体不适，长此以往将会对肝脏、肾脏和心脏造成负担，从而引发各类疾病。同时，ALDH2还是有效代谢硝酸甘油的关键，而ALDH2突变的人群服用硝酸甘油无效风险大幅增加，所以在服用硝酸甘油前需要进行ALDH2基因检测，如果检测结果表明受检者服用硝酸甘油无效，则需要改用其他药物。ALDH2基因位于人类第12号染色体。ALDH2基因存在G1510 A多态性，导致氨基酸序列第487位上的谷氨酸被赖氨酸所替换（Glu487 Lys）。ALDH2基因中具有催化活性的野生型称为G等位基因（ALDH2*1），催化能力失活的变异型称为A等位基因（ALDH2*2）。人群中有三种基因型：ALDH2 *1/*1、ALDH2 *1/*2、ALDH2 *2/*2（图6-1、表6-1）。

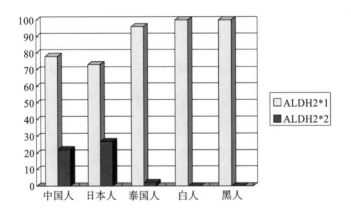

图6-1　ALDH2基因多态性

表6-1　ALDH2与饮酒行为的关系

基因型	非嗜酒者（N＝461）	嗜酒者（N＝655）
ALDH2*1/*1	58	88
ALDH2*1/*2	35	12
ALDH2*2/*2	7	0

根据遗传平衡定律：在一个随机交配的大群体中，如果没有影响基因频率变化的因素存在，则群体的基因频率和基因型频率代代保持稳定。在平衡状态下，基因频率与基因型频率之间的关系为：D=p2，H=2 pq，R=q2。或者说满足D=p2、H=2 pq、R=q2条件的群体就是平衡群体。通过采集人群样本，利用PCR特异引物扩增目标序列，判断样本的基因型，据遗传平衡定律可判断人乙醇代谢酶ALDH2的基因型和基因型频率。中国人群中ALDH2基因型和基因型频率见表6-2。

表6-2　中国人群中ALDH2基因型和基因型频率

基因型	ALDH2活性	中国人频率
ALDH2 *1/*1	100%	61%
ALDH2 *1/*2	13%～14%	32%
ALDH2 *2/*2	2%	7%

【实验对象及材料】

1.**实验对象**　EDTA抗凝的人外周血0.2 mL。

2.**实验试剂**　红细胞裂解液、白细胞裂解液、Taq聚合酶（5 U/μL）、无菌双蒸水、0.5×TBE电泳缓冲液、琼脂糖、DNA分子量标准、PCR混合液。

3.**实验器材**　电泳系统、离心管、试管、吸管、离心机、PCR仪、96孔热循环板、耐热封口纸。

【实验步骤】

基本操作流程见图6-2。

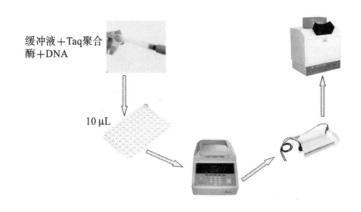

缓冲液+Taq聚合酶+DNA

10 μL

图6-2　基本操作流程

1.DNA样品的准备　将血样收集在含EDTA的抗凝试管中。使用离心柱纯化试剂盒提取DNA。样品A260/280比值应介于1.65～1.8之间。当利用琼脂胶电泳检查时，DNA将出现一条带。它的尺寸比10 kb略大。DNA样品的浓度应介于10～80 ng/μL之间。

2.PCR的准备　从冰箱中拿出相关试剂：含特异性引物的PCR混合液、样品DNA、Taq聚合酶、无菌双蒸水。依以下指示准备PCR混合母液（建议一次进行4人份以上，以便于反应液充分混合）：每4人份的试验中（也就是8个孔中），取90 μL的PCR混合液置于小试管中，加入0.6 μL的Taq聚合酶，彻底混合。取10 μL上述混合液（PCR混合液 /Taq聚合酶）加入8个PCR板孔中。然后，在每两孔中加入相同DNA样本2 μL（表6-3）。

表6-3　PCR的准备

试剂	PCR混合母液 / μL	每孔内容物 / μL
PCR混合液	90	10
Taq聚合酶 （5 U/ μL）	0.6	0.06
DNA （10～80 ng/ μL）	–	2
总合	90.6	12

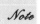

3.扩增　扩增总反应时间为85 min左右。标准的扩增程序见表6-4。

表6-4　扩增

序号	循环次数	温度	时间
1	1	96 ℃	2.5 min
2	10	96 ℃	15 s
		65 ℃	60 s
3	22	95 ℃	15 s
		62 ℃	50 s
		72 ℃	30 s
4	1	4 ℃	直到取出

4.电泳　用DNA级琼脂糖和0.5×TBE电泳缓冲液制备2.0％琼脂糖凝胶。制胶1块，96孔胶需要60 mL 2.0％琼脂糖。用八道加样器按顺序加6～8 μL扩增产物。按8～10 volts/cm跑胶（5～7min）。在紫外透射仪上照相。

5.基因型结果判读　以8孔4人份试验为例（图6-3）。

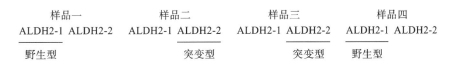

图6-3　基因型结果判读

6.基因型频率计算　ALDH2基因座上有两个等位基因ALDH2*1和ALDH2*2，有三种基因型：ALDH2 *1/*1、ALDH2 *1/*2、ALDH2 *2/*2，三种基因型的个体数分别为n_1、n_2、n_3。假设种群中共有N个个体，那么人群中ALDH2*1基因的频率和ALDH2 *1/*1基因型的频率计算如下。

ALDH2*1基因的频率 = ALDH2*1基因的总数 /（ALDH2*1基因的总数 + ALDH2 *2基因的总数）=（2 n_1+n_2）/ 2 N

ALDH2 *1/*1基因型的频率 = ALDH2 *1/*1基因型的个体数 / 该二倍体群

体总数 $= n_1 / N$。

实验步骤的引导思考如表6-5所示。

表6-5　引导思考

序号	步骤	器材	试剂	疑问、评价和改进（提示词）
1	将人外周血样本改为人唾液样	唾液采集器	唾液DNA提取试剂	两种样本的区别是什么？DNA是否有差异？DNA浓度是多少？
2	ALDH2基因型的判读	紫外灯		与其他技术的区别是什么？一代测序？
3	ALDH2基因型与酒量的关系			是否为线性关系？
4	ALDH2基因型与肿瘤发生的关系			多大程度？遗传度？
5	ALDH2基因型与用药（硝酸甘油）的关系			药物代谢？基因表达？
6	遗传平衡群体的数学判定方法			样本量是多少？可参考什么公式？

【思考题】

（1）ALDH2基因频率和基因型频率的概念及临床意义。

（2）DNA浓度测定有哪些影响因素？如何应对？

（3）如何对长期饮酒的人进行风险评估？

（4）如果由你来撰写本实验的内容，你该如何设计？

（5）如何理解"表型组"？"表型组"和基因型有什么联系？

实验七 虚拟仿真实验筛查地中海贫血及遗传咨询

【学习目标】

1. **知识目标** 地中海贫血分子诊断和产前诊断要点，遗传咨询的流程和方法，地中海贫血的致病基因、临床特征、分子诊断和产前诊断方法。

2. **能力目标** 了解单基因遗传病的分子诊断技术，熟悉遗传咨询中的沟通原则，掌握单基因遗传病的诊断和预防要点。

3. **素养目标** 培养临床思维，树立预防出生缺陷和提高人口健康水平的意识。

【实验原理】

地中海贫血（简称地贫），又称为珠蛋白生成障碍性贫血，是世界最常见的单基因遗传病之一，主要分布在包括我国南方在内的热带和亚热带疟疾高发地区。世界卫生组织（WHO）估计，全球约3.5亿人是地贫基因携带者，每年出生的重症地贫患儿约6万例。地贫为常染色体隐性遗传病，发病原因为珠蛋白基因缺陷导致蛋白质表达水平下降，组成血红蛋白的α类和β类珠蛋白链的比例失衡，进而导致血红蛋白合成不足，引发溶血性贫血，多有黄疸、肝脾肿大、骨髓扩增、发育不良，以及合并感染等临床特征。地贫主要包括α地贫和β地贫两类，分别由α珠蛋白基因和β珠蛋白基因缺陷所致。

Note

α地贫临床严重程度与α珠蛋白链减少程度直接相关。携带者包括静止型地贫和标准型地贫两种，一般表型正常，无症状或仅有轻微的红细胞参数改变。患者按症状轻重可分为Hb H病（中间型）和Hb Bart's水肿胎综合征（重型）。Hb H病患者多表现为中度贫血，合并感染或服用氧化性药物可诱发急性溶血，甚至溶血危象。Hb Bart's水肿胎综合征为胎儿期致死性疾病。受累胎儿由于严重贫血和缺氧常在妊娠23～38周时在宫内或娩后半小时内死亡。胎儿全身水肿、黄疸、肝脾明显肿大、发育不良。与α地贫的情况类似，β地贫个体的临床表型从轻到重可分为以下几类：携带者通常无临床症状和体征，血液学检查可见小细胞低色素性红细胞参数改变。患者按症状强弱和对输血的依赖性分为中间型β地贫和重型β地贫。患者有以下表现：①患儿在新生儿期和出生后短时间内一般表现为正常。重型β地贫患儿多数在出生一年内发病，而中间型β地贫患儿一般在2岁后起病。②中度至重度溶血性贫血患儿有黄疸、发育迟缓、易于合并感染等表现。③在缺乏有效治疗的情况下，重型β地贫患儿一般于5岁前死亡。

α地贫突变和β地贫突变可分为缺失型突变和非缺失型突变两类，缺失型突变指大片段的DNA碱基缺失导致珠蛋白基因丢失，而非缺失型突变指基因发生点突变或少数几个碱基缺失，主要影响mRNA加工、翻译以及翻译后加工。α地贫以缺失型突变为主，而β地贫以非缺失型突变为主。缺失型突变目前主要使用的分子诊断技术包括Gap-PCR、荧光定量PCR、MLPA等。非缺失型突变诊断可以使用的技术包括反向点杂交、基于实时PCR的荧光标记探针的溶解曲线分析法（PCR melting curve analysis，PMCA）和Sanger测序等。此外，二代和三代测序应用于地贫基因检测在临床也在逐步推广应用。

目前主要通过对高风险夫妇进行产前诊断预防重型地贫患儿的出生。常规手段是采集胎儿样品，采用上述的分子诊断技术进行地贫基因型检测，样品来源可以是绒毛、羊水和脐血。对于Hb Bart's水肿胎综合征，也可通过超声观察婴儿形态进行产前诊断，一般在孕20周前进行。

【实验对象】

Hb Bart's水肿胎综合征高危妊娠孕妇，重型β地贫患者。

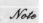

【案例导入】

1.案例一

（1）病史摘要。

①基本信息：孕妇，26岁，来自广东省。孕1产0，妊娠12+6周。

②家族调查：夫妻均来自广东省，非近亲结婚，双方家庭中有地贫病史。

③血液学筛查：孕妇 Hb 102 g/L，MCV 61.5 fL，MCH 18.2 pg，Hb A_2 1.9％。丈夫 Hb 147 g/L，MCV 67.0 fl，MCH 21.3 pg，Hb A_2 1.8％。

④怀孕13周时超声检查：胎儿心胸比增大，大脑中动脉收缩期血流峰值升高，胎盘厚度增加。

⑤产前诊断：胎儿母亲：SEA/αα；胎儿父亲：SEA/αα；胎儿绒毛DNA：SEA/SEA。对胎儿绒毛标本与母亲外周血标本进行STR检测未见明显母源性污染。

（2）使用通俗易懂的语言向患者及家庭成员普及Hb Bart's水肿胎综合征的发病机制和主要症状，孕育Hb Bart's水肿胎的孕妇可能出现的产科并发症，以及再次生育时Hb Bart's水肿胎的再发风险和预防建议。

2.案例二

（1）病史摘要。

①基本信息：患儿，男，3岁。出生时无明显异常，6月龄感冒时面色苍白，血常规检测显示重度贫血。每月需要输血进行治疗。

②家族调查：父母均来自广西壮族自治区，民族为壮族。非近亲结婚，双方家庭有地贫病史。

③体格检查：面色发黄，具有特殊面容，上颌前突，颧骨隆起，眼距增宽，鼻梁塌陷。B超检查显示脾肿大。

④血液学筛查：Hb 39 g/L，MCV 55.4 fl，MCH 20.1 pg，Hb A_2 4.5％，Hb F 95.5％。

⑤基因诊断：$\beta^{CD\,17}/\beta^{CD\,41-42}$。

（2）使用通俗易懂的语言向患者及家庭成员普及重型β地贫的临床症状和发病原因，针对重型β地贫患儿的治疗手段及预后效果，使患者通过遗传诊断而受益，并提供协助机构的相关信息。

（3）告知父母再生育重型β地贫患儿的发生风险率和预防措施。

【思考题】

（1）地贫的发病原因、主要临床特征和治疗要点。

（2）我国地贫高发区实施人群筛查和预防的意义。

（3）预防地贫患儿出生的方法。

（4）遗传咨询的内容和沟通要点。

实验八　虚拟仿真实验筛查染色体遗传病（21–三体综合征及遗传咨询）

【学习目标】

1.**知识目标**　21–三体综合征预防和诊治要点，遗传咨询的流程和方法，21–三体综合征遗传机制、高危人群、临床特征、诊断和干预方法。

2.**能力目标**　遗传病诊断无创筛查技术在遗传病筛查和诊断的应用，遗传咨询中医患沟通的方法和技巧，染色体病预防和诊治要点。

3.**素养目标**：培养临床思维、严谨求实的科学精神，树立健康服务的意识。

【实验原理】

21–三体综合征，又称为唐氏综合征（Down综合征，DS），英国医师约翰·兰登·唐（John Langdon Down）于1866年首先描述，是伴有智力障碍的最常见染色体病，并且有多种其他临床表现。DS在全球新生儿中的发病率约为1/800，在中国发病率约为1.47/1000。DS是全世界常见的染色体数目异常导致的遗传病，患儿通常表现出严重的出生缺陷及发育异常。患儿出生后智力明显低于正常，被称为"先天愚型"。DS患者有各种各样的身体特征，比如小下巴、斜眼、肌肉张力差、扁平的鼻梁、通贯掌、小嘴、舌大而突出、大脚趾、指纹图案异常、手指短等。一些DS患者常伴发其他类型的疾病，如心脏房室间隔缺损、白血病（包括急性巨核细胞白血病和急性淋巴细胞白血病）、阿尔茨海默病和先天性巨结肠等。

DS患者最常见的病因是存在3个21号染色体和罗伯逊易位（占2%～4%的病例，21号染色体的长臂连接到14号染色体）。此外，部分患者表现为嵌合体，即受精后在细胞分裂过程中出现错误。

由于不清楚DS发生的具体原因，目前只能在产前阶段对患儿进行筛查，高龄孕妇是筛查的重点。对于高危妊娠，通过羊膜穿刺术和绒毛取样进行产前诊断是预防DS的主要措施。染色体G显带是最常用的检测方法，此外荧光原位杂交（fluorescence in situ hybridization，FISH）、荧光定量PCR和MLPA也常用于产前诊断。在妊娠14～24周时通过超声检测胎儿颈项皮肤厚度（nuchal translucency，NT）可判断胎儿DS的风险。近年来，母体血浆游离DNA（cell-free DNA，cfDNA）测序技术的发展改变了DS产前诊断方法，这种类型的无创产前筛查不但减少了侵入性检测的使用，而且检测DS具有高特异性（99.7%），对于DS高危妊娠女性具有重要的价值。

【案例导入】

1.案例一

（1）基本信息：患儿，女，6个月，系第2胎第2产，出生9天时因咳嗽5天，吃奶少，呛奶，颜面发乌。

（2）病史和家族调查：患儿出生时母龄35岁，父龄38岁，母孕期体健，无有害物质接触史。父母非近亲结婚，双方家庭亦无类似疾病史。

（3）体格检查：患儿两侧外眼角上斜，眼距宽，通贯手。两侧肺呼吸音为湿性啰音，患儿出生后第27天因新生儿肺炎入院治疗。心脏可闻及收缩期杂音。

（4）核型分析：患者外周血淋巴细胞核型G显带分析，核型均为（47，XY，+21）。其父母染色体检查结果中核型均正常。

（5）实验室辅助检查：心脏彩色多普勒超声显像提示先心病（房室间隔缺损）并轻度三尖瓣关闭不全。

2.案例二

（1）基本信息：孕妇37岁，表型及智力均正常，无不良嗜好。孕妇通过促排卵怀孕，为单胎妊娠。

（2）病史和家族调查：患儿出生时母龄35岁，父龄38岁，母孕期体健，无有害物质接触史。父母非近亲结婚，双方家庭无类似疾病史。

（3）孕期检查：孕15周进行三联血清学检测（血清甲胎蛋白（AFP）、游离雌三醇、人绒毛膜促性腺激素β-亚单位），结果为21-三体综合征高风险。

（4）产前筛查：孕17+3周时抽外周血进行无创产前检测。发现21号染色体的实际Z值为13.44（当Z<－3，或Z>3时，认为该样本为21-三体综合征）。

（5）染色体检查：孕19+2周时通过羊水细胞G显带分析进行产前诊断，胎儿核型为47，XY，+21。

【实验步骤】

1.根据案例一完成以下内容

（1）使用通俗易懂的语言向患者及家庭成员普及21-三体综合征的遗传机制，即由何种遗传物质异常导致疾病发生的机制。

（2）告知患者及家庭成员针对21-三体综合征能够采取的治疗手段及预后，使患者及家庭成员通过遗传诊断而受益，并为其提供疾病相关协助机构方面的信息。

（3）告知亲属中21-三体综合征再发生的风险率和预防建议。

2.根据案例二完成以下内容

（1）使用通俗易懂的语言向患者及家庭成员普及21-三体综合征的遗传机制，即由何种遗传物质异常导致疾病发生的机制。

（2）告知21-三体综合征产前筛查和羊水穿刺检查的结果分析。

（3）告知21-三体综合征再发生的风险率和防治措施。

【思考题】

（1）遗传病高危人群早诊断早治疗的意义。

（2）21-三体综合征的遗传机制、主要临床特征、并发症及防治要点。

（3）21-三体综合征产前筛查常用技术。

（4）遗传咨询的内容和方法。

实验九　虚拟仿真实验筛查多基因遗传病（易感基因及遗传咨询）

【学习目标】

1.**知识目标**　以前列腺癌为代表的多基因遗传病的发病特征、高危人群、诊断、预防和诊治要点、遗传咨询的流程和方法。

2.**能力目标**　基因测序技术在遗传病筛查和诊断中的应用，遗传咨询中医患沟通的方法和技巧。

3.**素养目标**　培养临床思维、严谨求实的科学精神，树立健康服务意识。

【实验原理】

前列腺癌属于多基因遗传病，遗传因素在其发病中扮演了重要角色。传统的前列腺癌临床诊治具有明显的局限性，例如前列腺特异性抗原（PSA）作为最常用的前列腺癌筛查和监测的生物标志物，虽然能够降低前列腺癌的死亡率，但其对良恶性疾病的区分缺乏特异性，易造成不必要的前列腺穿刺。不能依据药物靶点基因突变选择药物治疗。因此，临床遗传咨询和基因检测的应用有助于揭示前列腺癌个体差异，指导前列腺癌个体化筛查及治疗。

随着第二代测序技术在前列腺癌诊疗中愈加广泛的应用，越来越多的患者

Note

能够从前列腺癌精准治疗中获益。中国抗癌协会泌尿男生殖系肿瘤专业委员会及中国临床肿瘤学会前列腺癌专家委员会组织专家结合最新发表的数据形成《中国前列腺癌患者基因检测专家共识（2020年版）》（简称《共识》），以便进一步指导遗传咨询和基因检测在前列腺癌诊疗中的规范应用。

《共识》指出，评估是否适宜进行基因检测需要结合前列腺癌患者的家族史、临床及病理学特征。其中家族史需要考虑：①是否有兄弟、父亲或其他家族成员在60岁前诊断为前列腺癌或因前列腺癌死亡；②是否在同系家属中具有3名及以上包括胆管癌、乳腺癌、胰腺癌、前列腺癌、卵巢癌、结直肠癌、子宫内膜癌、胃癌、肾癌、黑色素瘤、小肠癌及尿路上皮癌的患者，特别是其确诊年龄≤50岁；③患者个人是否有男性乳腺癌或胰腺癌病史；④是否已知家族携带相关胚系致病基因突变。推荐BRCA1/2胚系突变的携带者从40岁起每年行基于前列腺特异性抗原（prostate-specific antigen，PSA）的前列腺癌筛查。《共识》指出五类人群适宜进行基因检测：①具有明确家族史的初诊未进行风险评估、极低至中风险前列腺癌患者；②所有高风险、极高风险前列腺癌患者；③局部进展（N_1）或转移性（M_1）前列腺癌患者；④特殊病理类型（如前列腺导管内癌或前列腺导管腺癌）患者；⑤肿瘤组织检测已发现与肿瘤发病风险相关基因突变而缺乏胚系变异验证的前列腺癌患者。

选择前列腺癌易感基因进行检测，需要综合循证医学证据、药物的临床研究数据和研发试验结果、患者经济条件等多个因素。例如有明确肿瘤家族史；已知家族成员携带上述基因（致病突变）；有可疑或不详家属史；肿瘤组织检测发现上述基因致病突变未进行胚系验证；导管内癌及导管腺癌；临床分类为高风险、局部进展及转移性临床特征，优先选择DNA损伤修复相关基因，如BRCA2、BRCA1、ATM、PALB2、CHEK2、MLH1、MSH2、MSH6、PMS2的胚系变异检测。

目前已知，前列腺癌相关基因的突变会对治疗策略产生影响。前列腺癌的独特之处在于其生长和进展依赖于雄激素，而雄激素剥夺疗法是前列腺癌患者的常规有效治疗方法。然而，存在DNA损伤修复胚系突变的前列腺癌患者对雄激素受体靶向治疗的反应降低；在具有 BRCA、ATM 等基因胚系突变的男性中，使用新型内分泌治疗药物（阿比特龙或恩杂鲁胺）的治疗效果明显。《共识》指出转移性去势抵抗性前列腺癌（metastatic castration-resistant prostate cancer，mCRPC）患者在制定治疗决策时，推荐进行至少包含同源重组修复基因"胚系+体系变异"的检测，并可以考虑行微卫星不稳定性和 DNA 错配修复缺陷检测。

【案例导入】

（1）基本信息：男性患者，65 岁，体检发现血液中 PSA 升高至 20 ng/mL（正常 <4 ng/mL）。

（2）患者经前列腺穿刺活检确诊为前列腺癌，Gleason 评分为 4+3=7 分，骨扫描结果显示 2 处骨转移，临床分期为 cT2 N0 M1 b。

（3）治疗措施：患者确诊后行双侧睾丸切除术，术后使用比卡鲁胺进行抗雄治疗。术后 3 个月查 PSA 为 1.95 ng/mL，开始行多西他赛联合强的松化疗，化疗 5 周期后 PSA 升至 6.53 ng/mL。

（4）基因检测：抽血针对前列腺的 66 个易感基因进行基因检测，发现 BRCA2 基因存在临床意义明确的杂合有害突变，即 c.6540 delG（p.I2180 fs）。

【实验步骤】

根据案例完成以下内容。

（1）使用通俗易懂的语言向患者及家庭成员介绍前列腺癌发生的遗传原因。

（2）向患者解释基因检测结果、调整治疗方案的依据和效果预估。

（3）分析患者亲属进一步进行基因测序的必要性和意义。

【思考题】

（1）基因检测对肿瘤预防和治疗的意义。

（2）多基因遗传病遗传咨询的内容和注意事项。

（3）多基因遗传病患者一级亲属预防疾病发生需要采取的措施。

实验十　全外显子组测序实验（DNA提取、建库、上机测序）

【学习目标】

1.**知识目标**　掌握包括全外显子组测序在内的二代测序技术的原理，了解全外显子组测序一般实验步骤。

2.**能力目标**　熟悉二代测序技术的操作流程。

3.**素养目标**　培养学生分子实验的基本技能，树立科学严谨的实验态度和勇于探索的创新精神。

【实验原理】

探针捕获，建库，二代测序。

【实验对象及材料】

移液器，金属浴，涡旋仪，DNA提取试剂盒，WES建库试剂盒，WES测序试剂盒，NovaSeq测序仪。

【案例导入】

患儿，女，3岁。因头发黄、智力落后、抽搐就诊。患儿足月，顺产出生，3月龄剃头后长出头发偏黄，未引起注意，出生6月龄不会坐，1岁不会站，2岁扶走，会叫爸爸。1.5岁时出现抽搐，每月3～4次，表现为点头、四肢抽动，持续半分钟缓解，当地医院诊断为脑发育不良、癫痫，抗癫痫药治疗无明显效果。现独走不稳，反应迟钝，只会说2～3个字；头发黄、皮肤白，躯体有鼠臭味，腹股沟区有少许湿疹，心肺无异常，腹软，四肢肌张力正常。实验室检查提示血苯丙氨酸水平及苯丙氨酸/酪氨酸比值显著增高，尿蝶呤谱分析及红细胞二氢蝶啶还原酶活性测定排除了四氢生物蝶呤缺乏症。根据上述临床表现及实验室检查结果，患者具有苯丙酮尿症（PKU）的典型表现。进一步行全外显子组测序分析，发现患者携带的PAH基因存在2个已报道的复合杂合突变，从而确诊为PAH缺乏导致的经典型PKU。

【实验步骤】

1.基因组DNA提取

（1）打开离心管盖，每管加入20 μL蛋白酶K。

（2）对应样本顺序每管加入20 μL血液样本，轻轻弹几下混匀。

（3）加入4 μL核糖核酸酶A，涡旋15 s，瞬时离心，室温放置2 min。

（4）加入200 μL缓冲液AL（缓冲液AL使用前请混匀），涡旋15 s，瞬时离心。

（5）56 ℃金属浴10 min。

（6）从金属浴上取下样本，放置2 min冷却至室温，加入200 μL无水乙醇，涡旋15 s，瞬时离心。

（7）将1.5 mL离心管中的溶液全部转移至纯化柱中，转移时尽量不要碰到纯化柱的管口。

（8）室温下，6000 g离心1 min。

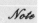

（9）弃废液和收集管，将纯化柱转到新的收集管中，加入 500 μL 缓冲液 AW1，室温下 6000 g 离心 1 min。

（10）弃废液，用吸水纸擦干收集管口残液，将纯化柱放回收集管中，加入 500 μL 缓冲液 AW2，室温下 20000 g 离心 3 min。

（11）弃掉废液，用吸水纸擦干收集管口残液，将纯化柱放回收集管中，室温下 20000 g 离心 l min。

（12）将纯化柱转移到对应的新的 15 mL 离心管中。

（13）打开纯化柱管盖，室温晾 2 min，加入 200 μL 缓冲液 AE，室温放置 2 min。

（14）室温下，6000 g 离心 l min，弃掉纯化柱，混匀 DNA。

2.文库构建

（1）用 Qubit 荧光定量仪测定 DNA 浓度。

（2）基因组片段化/末端修复/A 尾添加。

PCR 程序：4 ℃ 1 min→32 ℃ 16 min→65 ℃ 30 min→4 ℃，热盖 70 ℃。

配制反应体系，按表 10-1 所述各组分单次反应用量，在 200 μL PCR 管中准备反应体系（以单个样本为例）。

表 10-1　配制反应体系

组分	单次反应用量/μL
反应酶	5
缓冲液	2.5
DNA	（50 ng）
去 DNA 酶和 RNA 酶的水	补足至 25 μL
总量	25

将上述配制好的混合液充分混匀。将离心管瞬时离心后立即放入预冷至 4 ℃的 PCR 仪中，进入反应程序。当 PCR 仪中反应程序结束，样品温度降至 4 ℃时，将样品取出并立即置于冰上。即刻进入接头连接步骤。

（3）接头连接。

① 配制连接反应体系（表10-2）。

表10-2　配制连接反应体系

组分	单次反应用量/μL
连接酶	5
连接液	10
去 DNA 酶和 RNA 酶的水	5
总量	20

②向上一步得到的片段化产物中加入 5 μL 接头。

③将上述配制好的 20 μL 连接反应体系加入含接头的样品溶液中，混匀后瞬时离心。

④ PCR 仪反应程序：20 ℃ 15 min→4 ℃，热盖关闭。

⑤ 连接产物，使用磁珠进行纯化，步骤如下：将磁珠置室温 30 min，使其平衡至室温，使用前涡旋混匀。加入 40 μL 充分混匀的磁珠至连接产物中，充分混匀。室温孵育 5 min 后瞬时离心，置磁力架上吸附 5 min，弃上清液，注意不要吸到磁珠。用 200 μL 80％乙醇洗涤磁珠，孵育 30 s 后弃去上清液。重复本步骤一次。

（4）杂交反应。

① 按表10-3配制杂交混合液。

表10-3　配制杂交混合液

组分	单次反应用量/μL
杂交液	9
增强液	3
阻断DNA	4
总量	16
取上清液	15

②将配制好的杂交混合液加入晾干的磁珠中，涡旋混匀后瞬时离心，室温孵育 10 min，瞬时离心后置于磁力架上吸附 5 min，吸取上清液 15 μL 至提前加

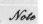

好的10 μL重油的低吸附0.2 mL的离心管中。

③吸取1 μL探针,加入上一步骤中的样品中,混匀,离心后再加入30 μL轻油,离心后置于PCR仪中运行如下程序:95 ℃ 30 s→(65 ℃ 1 min→37 ℃ 3 s)×60次→65 ℃ 16 h,热盖100 ℃。

(5)纯化杂交产物。

①捕获产物清洗试剂用量(以一个样品为例)(表10-4)。

表10-4 捕获产物清洗试剂用量

母液	母液用量/μL	PCR溶液/μL
10×热洗液	30	270
10×清洗液1	25	225
10×清洗液2	15	135
10×清洗液3	15	135
2×磁珠清洗液	150	150

②链霉亲和素磁珠清洗:室温平衡30 min的链霉亲和素磁珠中速涡旋15 s,取50 μL,加入0.2 mL Eppendorf管中,加100 μL 1×磁珠清洗液清洗,混匀,瞬时离心后置于磁力架上吸附1 min,弃上清液;加100 μL 1×磁珠清洗液清洗,混匀,瞬时离心后置于磁力架上吸附1 min,弃上清液;再加100 μL 1×磁珠清洗液清洗,混匀,瞬时离心后置于磁力架上吸附1 min,弃上清液,瞬时离心,用10 μL移液器弃净上清液,用磁珠重悬液重悬。磁珠重悬液配制方案见表10-5。

表10-5 磁珠重悬液配制方案

组分	单次反应用量/μL
杂交液	18.5
增强液	6
去DNA酶和RNA酶的水	5.5
总量	30

(6)样品与磁珠结合:重悬液65 ℃预热5 min后与杂交样品结合,涡旋短

Note

暂瞬时离心后置于PCR仪65 ℃ 45 min，每15 min中速涡旋混匀一次，瞬时离心后立即放回PCR仪中。结束后立即进行下一步热洗。

（7）纯化结合样品的链霉亲和素磁珠。

①65 ℃热洗：在上述体系中加入65 ℃预处理的1×清洗液1 100 μL，中速涡旋，将混合液转移至低吸附的1.5 mL Eppendorf管中，涡旋瞬时离心，置于磁力架吸附1 min后弃上清液；加热的1×清洗液1用完后室温平衡待用。

②加入150 μL 65 ℃预处理的1×热洗液快速混匀，65 ℃孵育5 min后瞬时离心，上架1 min后弃上清液；再重复此步骤一次。

③室温清洗：

a.加入150 μL室温放置的1×清洗液1，中速涡旋后孵育2 min，其间交替涡旋30 s后静置30 s，确保样品混匀，瞬时离心后上架1 min后弃上清液。

b.加入150 μL室温放置的1×清洗液2，中速涡旋后孵育2 min，其间交替涡旋30 s后静置30 s，确保样品混匀，瞬时离心后上架1 min后弃上清液。

c.加入150 μL室温放置的1×清洗液3，中速涡旋后孵育2 min，其间交替涡旋30 s后静置30 s，确保样品混匀，瞬时离心后将所有液体转移至0.2 mLEppendorf管后上架1 min后弃上清液，瞬时离心后用10 μL移液器弃净上清液。

d.加入去DNA酶和RNA酶的水30 μL。

（8）捕获后PCR。

① 按照表10-6配制捕获后PCR混合液体系。

表10-6　配制捕获后PCR混合液体系

组分	单次反应用量/μL
扩增液	16
扩增引物	4
捕获后 DNA	30
总量	50

② PCR仪反应程序设置如下：98 ℃ 45 s→（98 ℃ 15 s→65 ℃ 30 s→72 ℃ 30 s）×12次→72 ℃ 1 min→4 ℃，热盖105 ℃。

（9）PCR产物纯化。

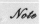

在PCR产物中加入室温平衡30 min的Agencourt AMPure XP磁珠75 μL，充分混匀，室温放置5 min，瞬时离心后置于磁力架上5 min后弃上清液，加入200 μL 80%乙醇，孵育30 s后弃上清液，清洗2次，瞬时离心后用10 μL移液器弃净上清液；室温晾干5～10 min或直至干燥即止（过分干燥会导致DNA洗脱效率降低）。加入25 μL去DNA酶和RNA酶的水洗脱混匀，室温孵育5 min，瞬时离心后上架吸附5 min，吸取上清液23 μL至新的1.5 mL离心管中，即得到终文库。

3.上机测序

（1）从4 ℃制冷设备中取出反应试剂，放入水浴锅，孵育4 h至全部溶解；将测序芯片从4 ℃制冷设备中取出，室温放置30 min；将杂交缓冲液从－20 ℃取出，放置室温溶解。

（2）将测序文库碱变性为单链，将变性好的单链文库与ExAmp酶混合，再将混合液注入流式细胞。

（3）反应试剂完全溶解后，从水浴锅中取出，轻拍去除气泡。

（4）设置测序仪。

①点击桌面上的NovaSeq Control Software（NCS）图标，运行NCS。

② NCS初始化完成后从NCS的主界面点击Sequence，测序芯片舱门打开，清空废液瓶，放入已加入酶、文库混合液的流式细胞芯片。

③核对测序芯片上的SN号码和测序片包装上的SN号码是否一致，点击Load关闭测序芯片舱门，记录测序芯片的SN号。

④确认流式细胞ID并点击Next，放入已经溶化完并检查无误的cartridge，核对cartridge上的SN号码和cartridge包装上的SN号码是否一致，记录测cartridge的SN号。

⑤设置Run Name，Read Type项中选择Paired end，Read Length项中，Read1填写151，index1填写9，index2填写9，Read2填写151。

⑥点击Browse，选择服务器所在的硬盘，点击Save，点击Next，开始运行前的检测。

⑦所有运行前的测试都通过后点击Start。

【注意事项】

（1）DNA 浓度＞3 ng/L，体积＞25 μL。

（2）DNA 片段化酶和缓冲液必须使用同一批次。

（3）杂交试剂和清洗缓冲液需完全溶化混匀后再配制和使用。

（4）80％乙醇现配现用。

【思考题】

（1）全外显子组测序在临床疾病诊断方面的应用有哪些优势？有哪些局限性？

（2）80％的乙醇为什么要现用现配？

实验十一　荧光蛋白基因克隆载体的构建

【学习目标】

1.知识目标　掌握PCR技术、琼脂糖凝胶电泳、切胶回收DNA产物、质粒DNA连接和转化的实验原理与方法。

2.能力目标　掌握克隆载体构建的完整流程。

3.素养目标　培养学生分子实验的基本技能，树立科学严谨的实验态度和勇于探索的创新精神。

【实验原理】

目的基因克隆载体的构建是指将一段目的基因片段通过DNA重组技术连接到载体的多克隆位点中，将重组后的载体导入受体细胞，使目的基因片段在受体细胞内大量复制和扩增的技术。克隆载体的构建可实现目的基因片段的转移和储存，方便后续制备基因文库、基因的表达以及基因功能等方面的研究。构建目的基因的克隆载体一般包括以下步骤：克隆载体的准备、目的基因片段的获取、目的基因片段与载体连接、转化和克隆筛选（图11-1）。

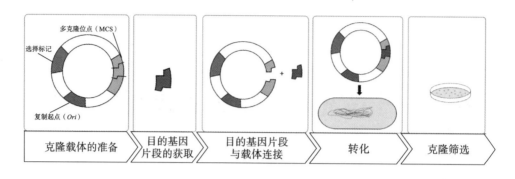

图 11-1　构建克隆载体的流程

一、载体

载体是把外源 DNA（目的基因片段）导入宿主细胞，使之在体内传代、扩增、表达的工具。根据后续实验目的，载体通常分为克隆载体和表达载体。克隆载体可以达到两个目的：①通过克隆载体可以将目的基因转移到宿主细胞中；②通过克隆载体在宿主细胞内的大量繁殖，从而达到目的基因大量复制的目的（称为克隆）。DNA 重组技术中最常用的载体有质粒和噬菌体，它们的受体细胞都是大肠杆菌。

质粒（plasmid）是细胞染色体外能自身独立复制的稳定的遗传单位，由双链环状 DNA 组成，分子量 1000~200000，几乎完全裸露，极少结合蛋白质，主要存在于细菌、放线菌和真菌细胞中。质粒在分子克隆技术中处于极其重要的地位，作为克隆载体的质粒具有以下结构：①复制起点 Ori：复制起动区，便于复制扩增。②选择标记：如抗生素的抗性标记（抗氨苄青霉素 Amp^r、抗四环素 Tcr^r、抗卡那霉素 Kan^r 等）或大肠杆菌部分乳糖操纵子（LacZ）等，便于检测基因重组子。③多克隆位点（MCS）：多个限制性内切酶的酶切位点，即基因插入位点，又叫基因重组位点（图 11-2）。

本次实验使用的 pGM-T 质粒是 PCR 产物的一种专用克隆载体（常简称 T 载体），由一种克隆载体在 EcoR V 酶切位点处切开，在两侧的 3′ 端添加 T 而成。由于大部分耐热聚合酶反应时都会在 PCR 产物的 3′ 端添加一个 A，可与 pGM-T 的 3′ 端的 T 互补连接，因此可大大提高 PCR 产物的连接和克隆效率。（注意：连接使用的 PCR 片段的 3′ 端必须带有 A 末端，如果是使用 pfu 等高保真聚合酶扩增的不带 A 末端的片段，应使用平末端连接试剂盒先加 A 末端后再连接。）

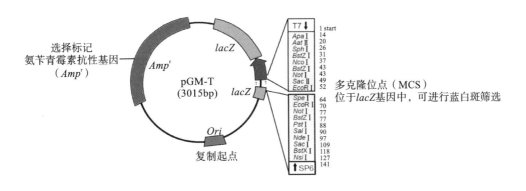

图 11-2　克隆载体 pGM-T 的结构

二、目的基因片段的获取

目的基因的获得方法指取得含有所需生物学功能或编码所需产物结构基因 DNA 的方法，包括：①化学合成法，将已知目的基因的核苷酸序列通过 DNA 合成仪直接合成；②提取供体基因组 DNA，通过 PCR 或者限制性内切酶酶切得到目的基因片段；③从现成的基因文库中获取。本次实验研究的绿色荧光蛋白就采用第三种方法获取。

绿色荧光蛋白（green fluorescent protein，GFP）是由下村修等人于 1962 年在一种学名为 Aequorea victoria 的水母中发现的。GFP 是由 238 个氨基酸组成的蛋白单体，分子量约为 27000，完整的 GFP 在蓝色波长范围的光线激发下，会发出绿色荧光。GFP 作为一种报告基因，在检测蛋白质表达、蛋白质和细胞荧光示踪、蛋白质之间相互作用和构象变化中，起到了重要的作用，依照用途构建不同的 GFP 重组载体是实验室非常重要和常见的实验内容。本实验以 pMD18-T-GFP 质粒为模板，通过 PCR 扩增得到 GFP 基因片段。设计 GFP 基因引物时，两个 5′ 端分别加入了限制性内切酶 BamH I 和 Xho I 的酶切位点。将 PCR 得到的 GFP 基因片段产物经琼脂糖凝胶电泳鉴定后，从琼脂糖凝胶上回收，与高效的克隆载体 pGM-T 进行连接，然后将连接好的 pGM-T-GFP 重组载体转化入大肠杆菌 DH5α 中进行扩增，最后通过蓝白斑筛选获得重组载体的克隆。

本实验 PCR 采用的模板为 pMD18-T-GFP，GFP 基因 PCR 产物的序列如下：
GFP：（723 bp）

| 1 | ATGAGTAAAG | GAGAAGAACT | TTTCACTGGA | GTTGTCCCAA |
| TTCTTGTTGA | ATTAGATGGT |

| 61 | GATGTTAATG | GGCACAAATT | TTCTGTCAGT | GGAGAGGGTG |
| AAGGTGATGC | AACATACGGA |

| 121 | AAACTTACCC | TTAAATTTAT | TTGCACTACT | GGAAAACTAC |
| CTGTTCCATG | GCCAACACTT |

| 181 | GTCACTACTT | TCTGTTATGG | TGTTCAATGC | TTTTCAAGAT |
| ACCCAGATCA | TATGAAGCGG |

| 241 | CACGACTTCT | TCAAGAGCGC | CATGCCTGAG | GGATACGTGC |
| AGGAGAGGAC | CATCTTCTTC |

| 301 | AAGGACGACG | GGAACGACAA | GACACGTGCT | GAAGTCAAGT |
| TTGAGGGAGA | CACCCTCGTC |

| 361 | AACAGGATCG | AGCTTAAGGG | AATCGATTTC | AAGGAGGACG |
| GAAACATCCT | CGGCCACAAG |

| 421 | TTGGAATACA | ACTACAACTC | CCACAACGTA | TACATCATGG |
| CAGACAAACA | AAAGAATGGA |

| 481 | ATCAAAGTTA | ACTTCAAAAT | TAGACACAAC | ATTGAAGATG |
| GAAGCGTTCA | ACTAGCAGAC |

| 541 | CATTATCAAC | AAAATACTCC | AATTGGCGAT | GGCCCTGTCC |
| TTTTACCAGA | CAACCATTAC |

| 601 | CTGTCCACAC | AATCTGCCCT | TTCGAAAGAT | CCCAACGAAA |
| AGAGAGACCA | CATGGTCCTT |

| 661 | CTTGAGTTTG | TAACAGCTGC | TGGGATTACA | CATGGCATGG |
| ATGAACTATA | CAAAATTTCC |

| 721 | TAA |

三、琼脂糖凝胶电泳

1. 琼脂糖凝胶　生物技术中分离脱氧核糖核酸（DNA）和核糖核酸（RNA）常用到的技术是琼脂糖凝胶电泳，此项电泳技术分离核酸所用的介质是琼脂糖。标准（高熔点）琼脂糖的原料是海藻，在水中一般加热到90 ℃以上熔解，温度下降到35～40 ℃时形成良好的半固体状的凝胶，这是它作为电泳支持物的重要基础（图11-3）。

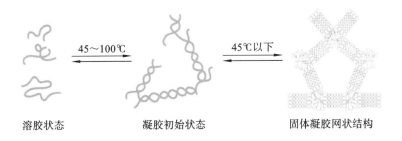

图11-3 琼脂糖凝胶和溶胶之间的互变

2. 琼脂糖凝胶电泳检测DNA分子大小 在一定的范围内，线状双链DNA在凝胶介质中迁移的距离与其碱基对数量的常用对数成反比。分子越大，由于摩擦阻力越大，迁移速度越慢；反之，迁移速度快。因此，用线状DNA标记作对照，通过比较电泳迁移率，可以粗略地测出分子形状相同的未知DNA分子的大小。琼脂糖凝胶常用于分析或者分离1～25 kb范围的DNA片段。

不同浓度的琼脂糖凝胶可以分离不同分子量范围的DNA（表11-1）。琼脂糖浓度越大，网孔越小，适合分离的DNA分子越小；琼脂糖浓度越小，网孔越大，适合分离的DNA分子越大。

表11-1 琼脂糖凝胶分离核酸分子的范围

琼脂糖凝胶浓度/（%）	线形DNA的最佳分辨范围/bp
0.5	1000～30000
0.7	800～12000
1.0	500～10000
1.2	400～1000
1.5	200～3000

3. 核酸染料 溴化乙锭（ethidium bromide，EB）是一种高度灵敏的荧光染色剂，含有一个可以嵌入DNA堆积碱基之间的三环平面基团，在高离子强度的饱和溶液中，大约每2.5个碱基插入一个溴化乙锭分子。染料与DNA结合，在紫外线照射下可产生荧光，可用于观察琼脂糖和聚丙烯酰胺凝胶中的DNA。由

于溴化乙锭–DNA复合物的荧光产率比没有结合DNA的染料高20～30倍，所以当凝胶中含有游离的溴化乙锭时（0.5 μg/mL）时，可检测到少至10 ng的DNA。

溴化乙锭可以用于检测单链或双链核酸（DNA或RNA），但它对单链核酸的亲和力相对较小，荧光产率也相对较低。通常用水将溴化乙锭配成10 mg/mL的储存液，于室温保存在棕色瓶或用铝箔包裹的瓶中。该染料通常以0.5 μg/mL的浓度加入到凝胶和缓冲液里。虽然使用该染料时，线状双链DNA的电泳迁移率会降低近15%，但电泳过程中或电泳结束后在紫外光下能直接检查电泳结果是一个很大的优点。也可以在不加溴化乙锭的情况下进行电泳，电泳结束后再将凝胶浸在含溴化乙锭0.5 μg/mL的电泳缓冲液或水溶液中，于室温下染色30～45 min，一般不需脱色即可观察。若于室温用水或1 mmol/L MgSO₄将已染色的凝胶浸泡20 min，可以减少游离溴化乙锭引起的背景荧光，这样便于检测极少量的DNA（少于10 ng）。

溴化乙锭是强诱变剂，具有较强的致癌性，目前有多种替代染料，例如由美国Biotium公司研发的超级核酸染料GelRed和GelGreen。它们是两种集高灵敏、低毒性和超稳定于一身的极佳的荧光核酸染色试剂，据介绍，其废弃物可直接倒入下水道，而不会造成任何环境污染。目前国产的Gene Green和Super gel Red也具有低毒、低致癌性，是实验室经常选用的替代EB的核酸染料。

四、连接

1. 连接酶（ligase）　DNA连接酶最早于1967年由三个实验室同时发现，经过科学家几十年的研究，目前在病毒、细菌和真核生物体内都发现了DNA连接酶。不同类型的DNA连接酶的作用机制不同。一般情况下，根据DNA连接酶催化反应所需的能量来源可以把DNA连接酶分为腺苷三磷酸（ATP）依赖型和烟酰胺腺嘌呤二核苷酸（NAD）依赖型。ATP依赖型DNA连接酶广泛存在于真核生物、古细菌、真细菌和病毒中，分子克隆中最常用的催化体外连接的酶是T4噬菌体编码的DNA连接酶，常简称T₄连接酶；NAD依赖型DNA连接酶主要分布在古细菌、真细菌和病毒中，称为大肠杆菌DNA连接酶。

　　DNA 的连接反应是一个三步反应（图11-4）：①形成共价的 AMP-连接酶复合物；②AMP 会转移到 DNA 的 5′-磷酸末端；③并列的 3′-OH 攻击 AMP-DNA 键，3′-OH 和磷酸基团残基发生反应形成磷酸二酯键，AMP 被释放。在基因重组中技术中广泛使用的 T_4 DNA 连接酶，由 T4 噬菌体的基因 30 编码，具有连接黏性末端和平末端的作用，它与大肠杆菌 DNA 连接酶的作用特性对比见表11-2。

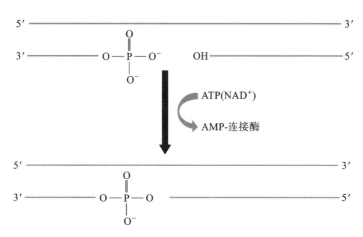

图11-4　连接酶作用原理

表11-2　两种 DNA 连接酶的特性

连接酶	底物				辅因子和激活剂	温度	巯基试剂
	黏性末端	平末端	DNA-RNA 杂交体	RNA-RNA 杂交体			
大肠杆菌连接酶	是	是[1]	否	否	DPN、Mg^{2+}（1～3 mol/L）	黏性末端 1～15 ℃；封闭切口为 37 ℃	不需要
T4 连接酶	是	是	是	是	ATP Mg^{2+}（10 mmol/L）	黏性末端 4 ℃；平末端 15～25 ℃；封闭切口，37 ℃	需要二硫苏糖醇

　　[1] 最初报道大肠杆菌 DNA 连接酶不能连接平末端 DNA 分子，Barringer 等（1990）阐明，大肠杆菌 DNA 酶能够连接平末端和一些单核苷酸链。然而常规平末端连接还是使用 T4 连接酶。

2.连接反应体系 插入片段与载体的物质的量之比通常在（3～10）：1之间，可根据琼脂糖凝胶电泳或者Nanodrop估测基因回收产物的浓度及片段长度，从而计算物质的量之比，插入片段用量可以根据以下公式计算：

$$插入片段用量（ng）=（3～10）\times \frac{插入片段长度}{载体长度}\times 载体用量（ng）$$

例如：T载体长度为3015 bp，浓度为50 ng/μL，经计算，长度为723 bp的GFP基因的最佳使用量范围为35～120 ng。

3.连接条件 目的基因片段与载体连接的本质就是两段DNA片段的连接，连接反应的重要参数是连接温度和时间。理论上讲，连接反应的最佳温度是37 ℃，此时连接酶的活性最高，但是由于黏性末端的DNA双链间有氢键的作用，温度过高会使氢键不稳定。为了解决这一矛盾，在经过综合考虑后，传统上将连接温度定为16 ℃，时间为4～16 h。随着商品化连接酶质量的提升，一般的黏性末端在20 ℃、30 min的条件下就可以取得较好的连接效果。如果时间充裕，4 ℃或者16 ℃连接过夜能使连接反应进行得更完全。

对于平末端不用考虑氢键问题，可使用较高的温度，使酶活力得到更好的发挥。一般也可以通过增加DNA的浓度或提高T4噬菌体连接酶浓度的方法来提高平末端的连接效率，并且研究者发现低温下长时间的连接效率比室温下短时间的连接效果高。

五、重组载体的转化(质粒**DNA**转化)

1970年，Mandel和Higa通过观察发现噬菌体DNA感染细菌的现象，随后，Cohen于1972年也证明了同样方法可以使质粒DNA进入细菌。由此DNA转化细菌技术开始应用于分子生物学实验中。在基因工程中，转化是将目的DNA连接在质粒载体或病毒载体上并引入宿主细胞（受体细胞），使目的DNA在生物体内大量扩增的一种重要手段。

1.转化方法 实验室常用的两种方法如下。

（1）高压电穿孔法：将受体细胞与外源DNA混合，采用适当的高电压脉冲，可以使受体细胞表面形成小凹陷，并由此形成纳米级疏水性孔洞，随着跨膜电压增大，一些逐渐变大的疏水性孔洞会转变成亲水性孔洞。介质中的外源DNA很容易通过孔洞进入细胞质，随后在营养培养基内复苏，使外源DNA在受体细胞内大量扩增。高压电穿孔法简单、快捷可靠，是目前效率最高的质粒DNA转化大肠杆菌的方法，不过此方法需要电转化装置。

（2）氯化钙法（$CaCl_2$法）：将处于对数生长期的大肠杆菌细胞悬浮于0 ℃的低渗氯化钙溶液中，会使大肠杆菌细胞膨胀成球状，细胞壁的通透性随之发生改变，转化混合物中的外源DNA形成抗DNA酶的羟基-钙磷酸复合物，黏附于细胞表面。随后将细胞转移到42 ℃进行短暂的热激反应（又称热休克），外源质粒DNA很容易被细胞吸收，然后加入营养培养基进行复苏，使转化的外源质粒DNA在宿主细胞内大量扩增。该方法转化效率虽然不如高压电穿孔法，但是操作简单，不需要复杂的实验装置，使用试剂价格低廉，是目前实验室最常用的转化方法。

2.受体细胞　生物技术中用到的受体细胞包括原核受体细胞和真核受体细胞，原核受体细胞又分为克隆受体细胞和表达受体细胞，常用的克隆受体细胞有大肠杆菌 *E.coli* JM109 和 *E.coli* DH5a 等，与 pGM、pUC 系列等克隆载体具有遗传互补性，可配套使用。常用的表达受体细胞有 *E.coli BL*21（*DE*3），与 pET 系列、pRSET 等表达载体结合使用。

自然状态下受体细胞很难接受外源质粒DNA，转化率极低，但是通过化学法（$CaCl_2$法）或者物理方法（高压电穿孔法）处理后可变成感受态细胞（competent cells），即可以接受外源DNA，使转化率大大提高。并且为了保证外源质粒DNA进入受体细胞不被降解，受体细胞都具备以下特征：① 是限制-修饰系统缺陷变异株，即不含限制性内切酶和甲基化酶（R-，M-）；②具有较强接受外源DNA 的能力；③是DNA重组缺陷型（外源质粒DNA不整合于染色体DNA而独立存在）；④遗传互补性（与载体的表型互补）；⑤人体内和非培养条件下无法存活。

基因型完全相同的细菌由于生理状态的改变而改变转化率，能够吸收外源DNA的生理状态称为感受态。许多细菌的感受态都在对数生长期的后期迅速出现，经过一段时间以后便消失。所以，制备感受态细胞时，培养菌细胞应处于

Note

对数生长期，不能过于老化。感受态的细菌和非感受态细菌相比，转化率可以高出万倍。

3.两种选择标记

（1）抗生素平板选择标记：T载体携带氨苄青霉素抗性基因（Amp^r），而宿主菌DH5α对氨苄青霉素没有抗性。在用T载体转化DH5α后，就会赋予受体细胞抗氨苄青霉素的特性，涂布到含有氨苄青霉素的培养基上培养，未转化成功的菌不能生长，而转化成功的菌可以正常生长，形成菌落。有些质粒，如pBR322本身携带有抗氨苄青霉素（Amp^r）和抗四环素（Tcr^r）的基因，则转化了质粒pBR322的受体菌可以在含有这两种抗生素的选择培养基上生长，从而达到筛选转化子的目的。

（2）β-半乳糖苷酶筛选标记（蓝白斑筛选）：许多克隆载体的质粒DNA序列中都带有一个大肠杆菌DNA的短区段，其中含有β-半乳糖苷酶基因（$LacZ$）的调控序列和头146个氨基酸的编码序列，而宿主细胞的$LacZ$基因缺失此编码序列。宿主和质粒DNA表达的肽段都不具有酶活性，但这两个肽段可以以非共价键结合在一起，形成有活性的β-半乳糖苷酶。这种质粒载体与大肠杆菌突变体之间实现互补的现象称为α互补（图11-5）。

本实验采用的T载体上即带有β-半乳糖苷酶基因（$LacZ$）的调控序列和头146个氨基酸的编码信息。DH5α宿主菌染色体上带有$LacZ$的C端部分编码信息，它们编码的肽段在同一细胞内通过非共价键结合起来，形成具有β-半乳糖苷酶活性的蛋白质。含有β-半乳糖苷酶的$LacZ$＋细菌可以在乳糖类似物异丙基硫代-β-D-半乳糖苷（IPTG）的诱导下，将生色底物5-溴-4-氯-3-吲哚-β-D-半乳糖苷（X-gal）分解为蓝色产物，由此形成的蓝色菌落易于识别。但是，当外源DNA片段插入到质粒的多克隆位点后，由于插入失活作用，将产生无α互补能力的质粒，由这种重组质粒转化的大肠杆菌形成白色菌落，可利用这种蓝白斑的颜色差别筛选重组子和转化子。

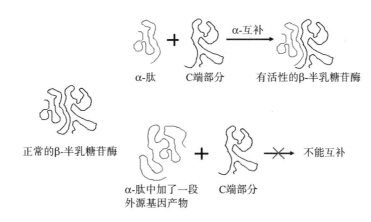

图11-5　β-半乳糖苷酶蛋白的α互补及插入失活示意图

【实验对象及材料】

1.实验对象　pMD18-T-GFP质粒，pGM-T质粒，*E.coli* DH5α菌株。

GFP基因片段的上、下游引物，产物长度为723 bp。

GFP-F：<u>GGATCC</u>ATGAGTAAAGGAGAAGAACTTTTC　　　（下划线为 BamH I 酶切位点）

GFP-R：<u>CTCGAG</u>TTAGGAAATTTTGTATAGTTCATC　　　（下划线为 Xho I 酶切位点）

2.实验试剂

（1）PCR 所需试剂：PCR 的 DNA 模板，Taq DNA 酶，dNTP，10×PCR 缓冲液，正反向引物，无菌水。

（2）琼脂糖凝胶电泳所需试剂：溴酚蓝，蔗糖，琼脂糖，Tris，硼酸，EDTA，GelGreen。

（3）加样缓冲液（10×）：0.25％溴酚蓝，40％蔗糖水溶液或30％甘油水溶液。

（4）0.5×TBE（pH 8.3，1000 mL）电泳缓冲液：45 mmol/L Tris-硼酸盐，1 mmol/L EDTA。称取 Tris 5.4 g，硼酸 2.75 g，EDTA 0.35 g，用蒸馏水溶解后，定容至1000 mL。（实验室通常配制更稳定的5×TBE储存液，临用前稀释10倍使用。）

（5）溴化乙锭溶液：用蒸馏水或电泳缓冲液配制成1 mg/mL，避光保存。

（6）琼脂糖凝胶回收试剂盒。

Note

（7）T4噬菌体DNA连接酶（含连接缓冲液）。

（8）转化试剂。

① LB液体培养基：1 g蛋白胨，0.5 g酵母粉，1 g NaCl，加重蒸水100 mL，用NaOH调pH值至7.0，高压灭菌。

② LB固体培养基：在LB液体培养基中加1.5%琼脂，高压灭菌后倒平板，每个平板倒20～25 mL。

③ 500 μg/μL氨苄青霉素。

④ 0.1 mol/L CaCl$_2$。

⑤ 200 mg/mL IPTG。

⑥ 80 mg/mL X-gal。

3.实验器材 PCR扩增仪，恒温水浴锅，微型水平板电泳槽，琼脂糖凝胶制胶板，电泳仪，紫外灯箱，台式高速离心机，高压灭菌锅，恒温振荡培养箱，恒温培养箱，台式离心机，超净工作台，200 μL PCR管，1.5 mL和10 mL Eppendorf管，10 μL、50 μL、200 μL和1000 μL微量移液器，单面刀片，一次性PE手套，牛皮纸，灭菌用棉塞，三角瓶，平板，棉线绳。

【实验步骤】

1.PCR

（1）配制PCR体系：在0.2 mL薄壁PCR管中配制PCR体系（表11-3）。

表11-3 PCR体系

组 分	体积/μL	终浓度
pMD18-T-GFP质粒DNA模板	1	10～50 ng
10×PCR缓冲液	2.5	1×PCR缓冲液
4×dNTP（各10 mol/L）	1	每种200 μmol/L
上游引物	1	25 pmol/L
下游引物	1	25 pmol/L
Taq DNA酶	0.5	2.5 U/反应
dH$_2$O	18	
总体积	25	

（2）PCR体系配制完成后，将薄壁PCR管中的反应液用力甩至管底（或者离心至管底）后放入PCR仪中，在PCR仪上输入反应程序，开始PCR。

GFP基因的PCR条件如下。

94 ℃	5 min	
94 ℃	30 s	
56 ℃	30 s	30次
72 ℃	30 s	
72 ℃	10 min	

2.琼脂糖凝胶电泳检测PCR产物

（1）制胶板的准备：将制胶的U形槽洗净、晾干，放入制胶的模具中。

（2）琼脂糖凝胶的制备：以0.5×TBE电泳缓冲液作溶剂，配制1%的琼脂糖凝胶溶液。称取0.2 g琼脂糖置于100 mL小烧杯中，加入20 mL 0.5×TBE电泳缓冲液，用微波炉煮沸，使琼脂糖完全溶解，等胶液冷却到60 ℃时，加入1 mg/mL的溴化乙锭母液，使溴化乙锭终浓度为0.1 μg/mL，混匀后灌胶，胶厚约4 mm。当凝胶完全凝固后，取出U形槽放入水平板电泳槽中，在电泳槽中加入0.5×TBE电泳缓冲液至恰好没过加样孔约1 mm高度即可。

（3）加样：取GFP和RFP的PCR产物各8 μL，与6×加样缓冲液以5∶1混匀后，用微量移液器倾斜45°角加到加样孔中。直接加入DNA分子量标准品（DNA标记Ⅲ）6 μL。

（4）电泳：盖上电泳槽盖并通电，采用100 V的恒压使DNA向阳极泳动。直至溴酚蓝在琼脂糖凝胶中迁移超过2/3的距离后，停止电泳。

（5）切胶：将电泳结束的琼脂糖凝胶从电泳槽中取出，放在切胶仪上，打开紫外灯，用刀片尽可能少地切下琼脂糖凝胶上GFP（732 bp）的PCR条带，放置于1.5 mL的Eppendorf管中。

3.从琼脂糖凝胶中回收DNA片段

（1）试剂盒微量柱法。

①柱平衡：取出琼脂糖凝胶DNA回收试剂盒中的吸附柱，加入500 μL平衡液，12000 r/min离心1 min。

59

② 将切好的单一的目的DNA条带称重，然后加入等体积PC溶液（如凝胶重0.1 g，体积视为100 μL，加入100 μL PC溶液）。

③ 50 ℃水浴锅中放置10 min，不断温和地上下翻转离心管，确保凝胶充分溶解在PC溶液中。

④ 将溶解的胶液加入平衡好的吸附柱，并在吸附柱下方套好收集管，12000 r/min离心1 min，倒去废液。

⑤ 加600 μL漂洗液PW（内加无水乙醇），12000 r/min离心1 min，倒去废液。再加入600 μL漂洗液PW，12000 r/min离心2 min，静置晾干（此处必须无乙醇味为止，乙醇的存在会影响PCR或者酶切反应。）

⑥ 在吸附膜中间位置悬空滴加20 μL洗脱液EB，室温放置2 min，12000 r/min离心2 min，再将回收的洗脱液重新滴加到吸附膜一次，12000 r/min离心2 min，收集DNA液。

（2）冻融法。

① 将切好的目的DNA条带捣碎，加入等体积的Tris-饱和酚（pH 7.6），振荡混匀。

② −20 ℃放置10 min。4 ℃ 12000 r/min离心5 min，上清液转移至一新Eppendorf管中。

③ 在含胶的离心管中加入1/4体积的H_2O，振荡混匀，−20 ℃放置10 min。

④ 4 ℃、12000 r/min离心5 min，取上清液与上次的上清液合并。

⑤ 加入等体积氯仿，4 ℃、12000 r/min离心5 min，取上清液于一新Eppendorf管中。

⑥ 加入1/10体积3 mol/L NaAc和1/2体积的无水乙醇，混匀后−20 ℃静置30 min。

⑦ 4 ℃、12000 r/min离心10 min，75％乙醇漂洗两次，静置晾干（无乙醇味为止）。

⑧ 加适量TE或无菌水溶解沉淀。

4.连接（采用pGM-T克隆试剂盒） 通常载体片段与回收的PCR产物片段

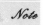

的质量比为1∶10时，连接效率会比较高。

（1）将pGM-T载体在冰上融化（尽可能避免反复冻融载体，在初次使用时最好分装成小份，每次使用时取出一份），短暂离心装有载体的离心管，以免液体挂在管壁上。

（2）连接反应体系的配制见表11-4。

表11-4　连接反应体系

组　　分	体积/μL
GFP基因PCR片段/μL	8
pGM-T质粒/μL	1
T4连接酶/μL	1
2×T4连接酶缓冲液/μL	10
总体积/μL	20

（3）轻轻弹动离心管以混匀内容物，短暂离心。室温放置1 h或者4 ℃连接过夜。

5.制备感受态细胞

（1）取大肠杆菌DH5α划线培养过夜的单菌落接种到10 mL LB液体培养基中，置37 ℃摇床以280 r/min振摇培养约4 h（对数生长期）。

（2）将10 mL细菌培养基转移到一个无菌离心管中，冰浴10 min，使培养物冷却到0 ℃。4000 r/min离心10 min，回收细胞，弃上清液，将管倒置，使残留的痕量培养液尽量流尽。

（3）用1.5 mL预冷的0.1 mol/L CaCl$_2$悬浮沉淀，放置冰浴中。

（4）4000 r/min离心10 min，回收细胞且使培养液流尽。

（5）取1 mL预冷的0.1 mol/L CaCl$_2$悬浮细胞，将细胞分成200 μL一份，装入1.5 mL Eppendorf管中，此时的细胞即为感受态细胞。制备好的感受态细胞可放置冰浴中，24 h内直接用于转化实验。也可加入总体积15%的无菌甘油，混匀后分装于Eppendorf管中，−70 ℃可保存半年至1年。

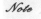

6. 转化

（1）取2管200 μL的感受态细胞，一管中加入50 ng连接好的pGM-T-GFP质粒DNA，另一管不加质粒DNA,作为空白对照，轻轻旋转以混匀内容物，冰浴30 min。

（2）将管放到42 ℃水浴锅中1.5 min，不要摇，然后在冰浴中迅速冷却2 min。

（3）每管加入100 μL LB液体培养基，37 ℃水浴锅中温育45 min。

（4）将转化管和对照管的菌液分别以7000 r/min离心1 min，去除200 μL上清液，然后吹起底部的沉淀。

（5）将两管菌液分别滴加在两个含有氨苄青霉素的选择平板上，用无菌弯头三角涂布棒顺时针涂布5圈、逆时针涂布5圈，轻轻将细胞均匀涂在琼脂平板表面上。

（6）倒置平板，37 ℃培养12～16 h，观察实验结果，拍照。

【实验结果】

实验结果见图11-6 。

扫码看彩图

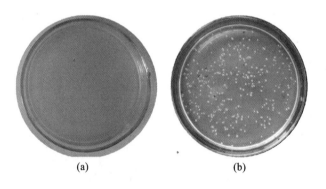

(a)　　　　　　　　　　(b)

图11-6　蓝白斑筛选pGM-T-GFP阳性克隆结果图

（图（a）为空白对照组，图（b）为转化了pGM-T-GFP质粒DNA的实验组，白斑为阳性克隆，绿色为阴性克隆）

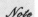
Note

【思考题】

（1）选择克隆载体和受体细胞应该遵循哪些原则？

（2）扩增人类基因和原核生物基因所用的模板DNA量相同吗？为什么？

（3）红色荧光蛋白和绿色荧光蛋白在蛋白质研究中有哪些作用？

Note

实验十二　荧光蛋白融合基因表达载体的构建

【学习目标】

1. **知识目标**　掌握表达载体构建中使重组蛋白正确表达的实验原理与方法。

2. **能力目标**　掌握构建荧光蛋白融合基因表达载体的完整操作流程。

3. **素养目标**　培养学生分子实验的基本技能，树立科学严谨的实验态度和勇于探索的创新精神。

【实验原理】

表达载体与克隆载体的结构相似，并且在克隆载体的基础结构上加入了一些与表达调控（具有转录/翻译所必需的DNA序列）有关的元件，如启动子、核糖体结合位点（RBS）、蛋白质标签、终止子等。大肠杆菌通常是小分子细胞质蛋白或结构域表达的首选宿主。

一、重组蛋白顺利表达的原则

在构建重组表达载体DNA分子和选择宿主细胞时，首先要考虑外源基因表达的问题。外来的基因应可以在宿主细胞中准确地转录和翻译，并且所产生的蛋白质在宿主细胞中不被分解，而且最好还能分泌到细胞外。为了使外源基因表达，在基因编码序列的5′端具有需要能被宿主细胞识别的启动基因序列以及核糖体的结合序列。所以，构建表达载体时需注意以下几点：

1.插入位置的正确性 构建重组表达载体时，在载体的启动子和RBS后面的合适位置上连接外源基因。例如GFP基因、兔的β-珠蛋白基因或人的成纤维细胞干扰素基因等，必须连接到载体上大肠杆菌乳糖操纵子的启动基因之后，方可使它们在大肠杆菌中顺利地表达。

2.避免使用同尾酶进行限制性内切酶酶切 同尾酶是不同的酶，同尾酶之间的识别序列可以不同，也可以相同，但是可以产生相同的黏性末端。使用同尾酶酶切载体和目的基因片段，会造成片段插入方向不确定，插入方向错误时会导致目的蛋白质无法表达。所以经常使用两个不同的限制性内切酶，经过双酶切得到不同黏性末端，可以使目的基因片段按照设计方向插入表达载体，形成定向克隆。

3.避免移码 将目的基因片段按照设计方向插入表达序列中，不能破坏开放阅读框（open reading frame，ORF），应从预期的ATG开始翻译，所以应检查目的片段是否移码，翻译是否正常终止，标签是否正确表达。

4.融合蛋白可分离 如果将外源基因插入载体的结构基因中，转录和翻译后将产生一个融合蛋白。这种融合蛋白被提纯后，需要能够准确地将两部分分开，获得所需要的蛋白质。在早期的遗传工程研究中，生长激素释放抑制因子和鼠胰岛素基因的表达都是通过将它们连接在β-半乳糖苷酶基因中实现的。

二、表达载体

典型的原核表达载体包含：①复制起始位点 *Ori*，即控制复制起始的位点。②选择标记：抗生素抗性基因，便于在选择培养基上加以检测，如 *Amp*ʳ、*Kan*ʳ 等。③多克隆位点（MCS）：插入目的基因片段的位置。④启动子（promoter）：促进DNA转录的序列，这个区域常在基因或者操纵子编码序列的上游，是RNA聚合酶识别并转录的部位，但启动子本身不被转录。⑤转录终止信号。⑥可选的融合标签。有时候还含有阻遏蛋白的编码序列。

pET 系列载体是常用的原核表达载体系统，最初由 Tabor 和 Richardson（1985）及 Studier 和 Moffatt（1986）构建，后来得到扩展，可以通过 T7 噬菌体RNA 聚合酶调控外源基因的表达，是大肠杆菌中克隆和表达重组蛋白的功能最

Note

强大的系统。本实验采用的pET-30a质粒载体的质粒图谱和重要元件见图12-1。主要结构如下。

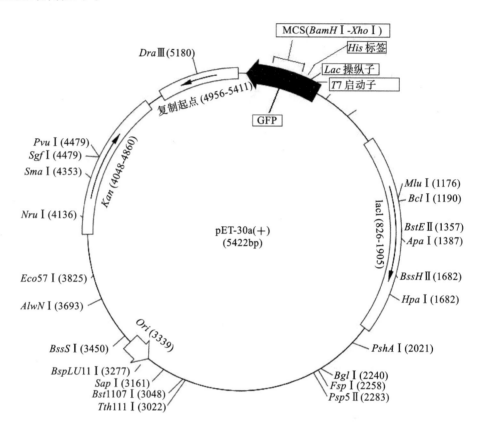

图12-1　pET-30a表达载体图谱和重要元件

1.T7启动子　目标基因克隆到T7启动子之后，通过宿主细胞提供的T7 RNA聚合酶转录并进行翻译，而宿主细胞T7 RNA聚合酶的产生，受到IPTG的诱导。强大的T7 RNA聚合酶合成mRNA的速度比大肠杆菌RNA聚合酶快5倍，当二者同时存在时，宿主本身基因的转录竞争不过T7表达系统，几乎所有的细胞资源都会用于表达目的蛋白质。

2.卡那霉素的抗性基因（Kan'）　可以通过含有Kan的选择培养基筛选转化成功的重组菌。

3.多克隆位点（MCS）　含有BamH I、EcoR I等多个限制性内切酶的单一识别位点，可以在此部位插入外源基因。

4.乳糖操纵子元件　Lac I表达阻遏蛋白，该阻遏蛋白形成的四聚体可以与Lac操纵子结合，使T7 RNA聚合酶无法与启动子LacUV5结合以及向下转录，从而关闭下游基因的表达。当培养基中加入乳糖或者乳糖类似物IPTG时可与 *Lac*I阻遏蛋白结合成复合体，使*Lac*I阻遏蛋白去阻遏，无法结合*Lac*操纵子，从而解除对下游基因表达的抑制，使*T*7*RNA*聚合酶开始引导外源基因的大量表达。

5.*His*标签 有6个组氨酸组成的*His*标签，在MCS区的C端和N端各有一个，编码6个连续的*His*，后续重组蛋白的分离纯化可以采用金属螯合亲和层析（IMAC）对重组蛋白进行分离纯化。

6.*T*7终止子 受控于*T*7RNA聚合酶的终止子。

三、受体菌——表达菌株 *E.coli* BL21（*DE*3）

本实验使用的受体菌为常用的原核表达受体E.coli *BL*21（*DE*3）。正常情况下，大肠杆菌不存在*T*7RNA聚合酶，而*BL*21（*DE*3）为工程菌，该菌株的染色体上整合了噬菌体*DE*3区，该区域含有*T*7RNA聚合酶基因及其启动子*LacUV*5，可以表达*T*7RNA聚合酶，而非表达宿主菌DH5α不含有该基因。*BL*21及其衍生菌株的优点在于缺失Lon蛋白酶和OmpT蛋白酶，可以减少对重组蛋白的降解，所以重组目的蛋白质在其中表达的稳定性较高。许多公司提供的感受态细胞形式的宿主菌株，具有可立即用于定向克隆PCR产物、选择阳性重组体和高水平表达目标蛋白等特点。

四、*T*7-Lac启动子系统

为了使目的基因表达，pET表达载体必须与含有*T*7RNA聚合酶基因的宿主菌E.coli *BL*21配套使用，pET表达载体转化入宿主菌后形成*T*7-Lac启动子系统（图12-2）。

有目的基因的pET质粒载体转化入受体菌*BL*21后，在没有加入IPTG之前，定位于质粒载体上的*Lac*I基因编码的阻遏蛋白可以和*Lac*操纵子的操纵基因结合，从而阻止*T*7RNA聚合酶的结合，使操纵基因后面的结构基因无法转录。

当菌体没有被乳糖或者乳糖类似物IPTG诱导时，受体菌上的*Lac*启动子会有一定的泄漏，因此会有少量的*T*7RNA聚合酶转录表达。但是pET-30a质粒上的*LacUV*5启动子没有开放，因此这一部分*T*7RNA聚合酶依然无法正常转录目标基因，也就是说，目标基因泄漏很少。

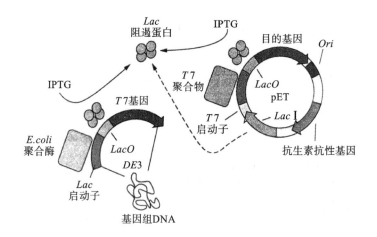

图12-2　T7-Lac启动子系统诱导目标蛋白表达示意图

当环境中的IPTG在菌体内达到一定浓度时，受体菌内的*Lac* I蛋白就会离开*Lac*启动子和*LacUV5*，这两个启动子同时去阻遏，染色体DNA上*Lac*后面的*T7*基因开始转录表达*T7* RNA聚合酶。*T7* RNA聚合酶结合到载体的*T7*启动子上，即开始转录载体上的目的基因。由于噬菌体的*T7* RNA聚合酶的启动频率远远高于菌体RNA聚合酶，*T7-Lac*启动的基因的频率会远远高于菌体蛋白的频率，表达量很快就可以达到菌体蛋白的10%以上。

*T7-Lac*启动子系统具有以下优点：①充分诱导时，几乎所有的细胞资源都用于表达目的蛋白质；②诱导表达后仅几个小时，目的蛋白质通常可以占到细胞总蛋白的50%以上；③该系统虽然极为强大，但仍能很容易地通过降低诱导物的浓度抑制蛋白质表达；④最重要的优点是在非诱导条件下，可以使目的基因完全处于沉默状态而不转录。

五、限制性内切酶和酶切位点的选择

要将克隆载体中的GFP片段重组到表达载体上，需要分析两种质粒的多克隆位点是否具有相同的酶切位点，并且最好选择两种不同的限制性内切酶酶切两种质粒，以保证目的片段能以正确的方向连接到表达载体上。选择限制性内切酶的原则：①酶切位点不破坏载体或者目的片段；②两种酶的酶切缓冲条件相似，可以同时进行酶切；③酶切的末端不破坏ORF。

经分析图12-3和图12-4，限制性内切酶BamH I和Xho I符合以上的条件，可选用这两种酶进行双酶切。

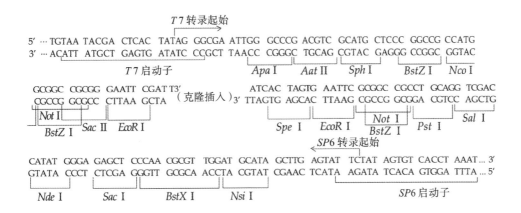

图12-3　pGM-T质粒多克隆位点

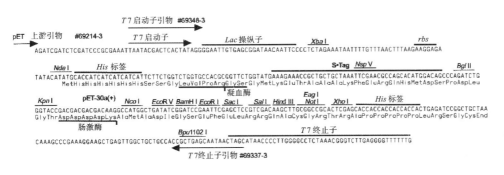

图12-4　pET-30a质粒多克隆位点

六、重组质粒菌株保存方法

在实验室，为了挑菌和传代方便，经常采用LB固体培养基在4 ℃冰箱中保存重组菌株，需要提取质粒和表达接种时，直接从平板上挑菌。但是这种方法无法保证重组质粒的稳定性，容易出现质粒丢失、表达水平不稳定、菌株退化乃至发生污染等情况，所以可以采用以下方法保存菌株。

1. 长期存放菌株和pET重组子　应该保存在−80 ℃的甘油管中。在过夜培养的大肠杆菌转化子中挑3～5个新鲜的单克隆接种于800 μL含有抗生素的LB液体培养基，37 ℃振荡20 min，加入200 μL80％甘油，轻轻振荡混匀，混匀1～2 min后将冷冻管快速放入液氮冷冻，并置于−80 ℃保存。

对于大多数构建的菌株来说，冷冻保存的表达菌株可反复使用数次。用于在平板上划线培养的冷冻菌株不能冻融，应该用接种环从冻存表面刮取。

通常用于蛋白质表达的菌株应使用新鲜长出的克隆菌株，否则蛋白质的渗漏表达会杀死细胞，所以菌种必须是新转化的，或为冷冻保存的菌种划线培养的。

冷冻前在甘油中长时间的孵育会降低菌种的存活率。

2.**重组质粒**　不宜长期保存于表达菌株（带*DE*3的大肠杆菌）中，请尽量使用带有 recA endA 突变的克隆菌株（比如 C600、DH5α）进行质粒抽提和保存质粒。表达型的菌株抽提质粒时经常会有质量不高或者背景的问题，特别是大量抽提时。

【实验对象及材料】

1.**实验对象**　*E.coli BL*21（*DE*3）菌株，含 pGM-T-GFP 质粒的 *E.coli* DH5α菌株，含 pET-30a 质粒的 *E.coli* DH5α 菌株，限制性内切酶 BamH I 和 Xho I，T4 连接酶。

2.**实验试剂**　葡萄糖，EDTA-Na$_2$，Tris，HCl，NaOH，SDS，NaAc，HAc，LiCl，胰 RNA 酶（无 DNA 酶），聚乙二醇 8000，NH$_4$Ac，无水乙醇，异丙醇，苯酚，氯仿，异戊醇，溴酚蓝，蔗糖，琼脂糖，硼酸，EDTA，Gene Green，相对分子质量标准（DNA 标记Ⅲ和 1 kb DNA Ladder），蛋白胨，酵母粉，NaCl，琼脂，IPTG，CaCl$_2$，氨苄青霉素，卡那霉素，75％乙醇。

（1）溶液Ⅰ（pH 8.0）：50 mmol/L 葡萄糖，10 mmol/L EDTA-Na$_2$，25 mmol/L Tris-HCl，配好后高压灭菌。

（2）溶液Ⅱ：0.2 mol/L NaOH，1％SDS，不用高压灭菌，新鲜配制。

（3）溶液Ⅲ（乙酸钾溶液）（pH 4.8）：把 5 mol/L KAc 60 mL、28.5 mL H$_2$O、11.5 mL HAc 三者混合灭菌即可。该溶液钾离子的最终浓度为 3 mol/L，乙酸根离子浓度为 5 mol/L。

（4）TE 缓冲液（pH 8.0）：10 mmol/L Tris-HCl，1 mmol/L EDTA，pH 8.0。

（5）5 mol/L LiCl。

（6）RNA 酶溶液：将无 DNA 酶的胰 RNA 酶溶于 TE 缓冲液（pH 8.0）中，使浓度为 20 μg/mL。

（7）13％聚乙二醇 8000：13％聚乙二醇 8000，1.6 mol/L NaCl。

（8）10 mol/L NH$_4$Ac。

（9）苯酚：氯仿：异戊醇（25∶24∶1）溶液。

（10）氯仿：异戊醇（24∶1）溶液。

（11）酶反应终止液（以下两种都可以使用）：

① 0.5 mol/L EDTA-Na₂，pH 8.0（EDTA可以螯合Mg^{2+}，使酶失去辅助因子而终止酶切反应）。

② 加样缓冲液（6×）：0.25％溴酚蓝，40％蔗糖水溶液或30％甘油水溶液。

（12）0.5×TBE电泳缓冲液（pH 8.3）（1000 mL）：45 mmol/L Tris-硼酸盐，1 mmol/L EDTA-Na₂。称取Tris 5.4 g，硼酸2.75 g，EDTA-Na₂ 0.35 g，用蒸馏水溶解后，最后定容至1000 mL。

（13）溴化乙锭溶液：用蒸馏水或电泳缓冲液配制成1 mg/mL，避光保存。

（14）LB液体培养基：1 g蛋白胨，0.5 g酵母粉，1 g NaCl，加重蒸水100 mL，用NaOH调pH值至7.0，高压灭菌。

（15）LB固体培养基：在LB液体培养基中加1.5％琼脂，高压灭菌后倒平板，每个平板倒20～25 mL。

（16）200 mg/mL IPTG。

（17）500 μg/μL氨苄青霉素。

（18）卡那霉素：储存液浓度为50 mg/mL，工作液浓度为50 μg/mL。避光4 ℃保存。

（19）0.1 mol/L CaCl₂。

3.实验器材　水平板电泳槽，电泳仪，台式高速离心机，恒温水浴锅，微量移液器，微波炉或者电炉，紫外观察箱，照相设备，高压灭菌锅，超净工作台，恒温振荡培养箱，涂布棒，记号笔，200 μL PCR管，1.5 mL、10 mL Eppendorf管，牛皮纸，灭菌用棉塞，三角瓶，平板（直径90 mm）。

【实验步骤】

1.大肠杆菌的培养　将含有pGM-T-GFP质粒的 *E.coli* DH5α菌株接种于含氨苄青霉素的LB液体培养基中，将含有pET-30a质粒的 *E.coli* DH5α菌株接种于含卡那霉素的LB液体培养基中，37 ℃恒温摇床上培养过夜，摇床转速约为180 r/min。

2.质粒DNA的提取及琼脂糖凝胶电泳鉴定

（1）分别取培养好的含有pGM-T-GFP质粒的 *E.coli* DH5α菌液 10 mL 和含有 pET-30a 质粒的 *E.coli* DH5α菌液 10 mL 置于 Eppendorf 管中，4000 r/min 离心 10 min，倒去上清液，将 Eppendorf 管倒置在吸水纸上，尽量去除上清液。

（2）加入预冷的溶液 I 400 μL，剧烈振荡。

（3）加入新配制的溶液 II 800 μL，盖紧管口，快速颠倒离心管 5 次，冰浴 10 min。（溶液 II 中的 SDS 可以裂解细胞膜，并使蛋白质变性。）

（4）加入预冷的溶液 III 600 μL，轻轻混匀，冰浴 10 min。

（5）12000 r/min 离心 10 min，取上清液，加入 2 倍体积预冷的无水乙醇，冰浴 10 min。

（6）12000 r/min 离心 10 min，去上清液，加 200 μL TE 缓冲液溶解沉淀。

（7）200 μL 质粒 DNA 溶液加等量预冷的 5 mol/L LiCl 溶液，混匀后于 10000 r/min 离心 10 min。

（8）取上清液加等量异丙醇，混匀后于室温 10000 r/min 离心 10 min。

（9）弃上清液，用 100 μL 70% 乙醇洗涤沉淀和管壁，倾去乙醇，敞开管口并将管倒置，使乙醇蒸发干净。

（10）用 100 μL 含无 DNA 酶的胰 RNA 酶（20 μg/mL）的 TE 缓冲液溶解沉淀，于室温放置 30 min。

（11）加 100 μL 含 13% 聚乙二醇 8000 的 1.6 mol/L NaCl，充分混匀，以 10000 r/min 离心 5 min。

（12）弃上清液。加 100 μL TE 缓冲液溶解质粒 DNA 沉淀。

（13）加等量苯酚：氯仿：异戊醇（25：24：1）溶液混匀，10000 r/min 离心 5 min。取上清液，再加等体积的氯仿：异戊醇（24：1）溶液混匀，10000 r/min 离心 5 min。

（14）将水相等量转移到 1 个离心管中，加入 20 μL 10 mol/L NH₄Ac，充分混匀，再加 2 倍体积无水乙醇，于室温放置 10 min，10000 r/min 离心 5 min。

（15）加入 40 μL 70% 乙醇，稍加振荡洗涤，于 10000 r/min 离心 2 min。弃上清液，使乙醇蒸发干净。

（16）当离心管中无乙醇味后，加50 μL TE缓冲液溶解Eppendorf管中的DNA沉淀。

3.双酶切两种质粒 取提取的pGM-T-GFP质粒和pET-30a质粒，分别加入限制性内切酶BamH I和Xho I置于37 ℃水浴锅中酶解2.5 h（有时可以过夜），酶解反应结束后加入1/10体积的酶反应终止液或1/6体积的6×加样缓冲液，混匀以终止酶解反应。酶切体系如表12-1所示。

表12-1 质粒pGM-T-GFP和pET-30a双酶切体系

试剂	质粒pGM-T-GFP	质粒pET-30a
底物DNA/μL	10	10
缓冲液R/μL	2	2
BamH I /μL	1	1
Xho I /μL	1	1
ddH$_2$O	6	6
总体积/μL	20	20

4.琼脂糖凝胶电泳鉴定质粒DNA及酶切产物

（1）配制1%的琼脂糖凝胶20 mL，在微波炉上熔化两次。

（2）加入2 μL荧光染料Gene Green后摇匀，倒入水平板电泳槽的U形槽中，插好加样梳，等待凝胶彻底凝固。

（3）拔出加样梳，将U形槽放入水平板电泳槽，加入TBE电泳缓冲液至没过加样孔。

（4）分别取8 μL提取好的pGM-T-GFP重组质粒和pET-30a质粒DNA样品、20 μL质粒pGM-T-GFP和pET-30a的酶切产物，分别与6×DNA加样缓冲液混匀后加入琼脂糖凝胶的加样孔。

（5）采用100 V稳压电泳，当溴酚蓝前沿泳动到整块凝胶的2/3处时停止电泳，到紫外灯下拍照。

5.切胶回收所需酶切产物片段

（1）柱平衡：向吸附柱内加500 μL平衡液，以12000 r/min离心1 min。

（2）将琼脂糖凝胶放在切胶仪的平台上，打开紫外灯，仔细将GFP条带和pET-30a质粒DNA条带从琼脂糖凝胶上尽可能少地切下，放入1.5 mL的Eppendorf管称重。

（3）加等体积的PC溶液（例如凝胶重0.1 g，体积视为100 μL，加入100 μL PC溶液）。

（4）将凝胶和溶液放置50 ℃水浴锅中10 min左右，不断温和上下翻转离心管，确保充分溶解。

（5）将熔化的胶液加入平衡好的吸附柱中（下面加好收集管），以12000 r/min离心1 min，倒去废液。

（6）加入600 μL漂洗液PW（提前加好无水乙醇），以12000 r/min离心1 min，倒去废液。

（7）同样步骤漂洗第二次，以12000 r/min离心2 min，除去漂洗液，静置晾干。（因乙醇会影响PCR、酶切等反应，所以此处必须彻底离心干净漂洗液。）

（8）取出吸附柱，放入一个新的离心管中，向吸附膜中间位置悬空滴加30 μL洗脱液EB，室温放置2 min，以12000 r/min离心2 min。

（9）收集洗脱的DNA液，重新滴加在吸附膜上放置2 min，以12000 r/min离心2 min，收集DNA洗脱液。

6. 连接反应 可以在核酸定量仪上测DNA浓度，一般A_{260}/A_{280}值为1.8～2.0时纯度较好。另外，也可在琼脂糖凝胶电泳时用标记进行估测，如使用DNA标记 III，6 μL的上样量中1200 bp的条带约为100 ng，其余每个条带约50 ng。一般连接PCR产物和质粒载体的分子数比例在（3～10）:1范围内即可，采用双酶切方法连接目的基因片段和质粒载体分子数的比例在（3～7）:1即可。

将双酶切好的表达质粒pET-30a和GFP基因片段用T4连接酶进行连接。连接酶单位的定义为：在20 μL的连接反应体系中，6 μg的λDNA-Hind III的分解物在16 ℃下反应30 min时，有90%以上的DNA片段被连接，此时所需要的酶量定义为1个活性单位（U）。注意：连接酶容易失活，应保持低温操作，最好在冰上配制反应体系。16 ℃连接2 h或者4 ℃连接过夜。连接反应体系见表12-2。

表 12-2　连接反应体系

连接反应体系	体积/μL
GFP 基因酶切片段	10
质粒 pET-30a 酶切产物	2
T4 连接酶	1
10×T4 连接酶缓冲液	2
dd H_2O	5
总体积/μL	20

7.制备受体菌 BL21（DE3）的感受态细胞

（1）将培养过夜的表达受体 *E.coli BL*21（*DE*3）二次活化：取培养好的菌液，以 1∶50 的比例接入新的 LB 液体培养基中，置 37 ℃摇床以 180 r/min 振荡培养约 4 h（对数生长期）。

（2）将 10 mL 细菌培养基转移到一个无菌离心管中，冰浴 10 min，使培养物冷却到 0 ℃。4000 r/min 离心 10 min，回收细胞，弃上清液，将管倒置，使残留的痕量培养液尽量流尽。

（3）用 1 mL 预冷的 0.1 mol/L $CaCl_2$ 悬浮沉淀，放置冰浴中。

（4）4000 r/min 离心 10 min，回收细胞且使培养液流尽。

（5）取 1 mL 预冷的 0.1 mol/L $CaCl_2$ 悬浮细胞，此时的细胞即为感受态细胞。将细胞分成 200 μL 一份，装入 1.5 mL Eppendorf 管中。

8.表达质粒载体的转化（将 pET-30a-GFP 重组质粒转化入大肠杆菌 BL21（DE3）中）

（1）取 3 管 200 μL 的感受态细胞，2 管中分别加入 50 ng 的 pET-30a-GFP 重组质粒 DNA，另 1 管为不加质粒 DNA 的对照，轻轻旋转以混匀内容物，冰浴 30 min。

（2）将管放到 42 ℃水浴锅中热激 1.5 min，不要摇，然后在冰浴中迅速冷却 2 min。

Note

（3）每管加入 900 μL LB 液体培养基，37 ℃ 恒温培养箱中振荡培养 45 min。

（4）培养结束后，掌上离心机离心 1 min，用无菌微量移液器吸去 1000 μL 上清液，保留 100 μL 的菌液，吹匀沉淀后进行涂布。

（5）用无菌三角弯头涂布棒轻轻涂布菌液，共涂布三个平板。

①将对照管未加质粒 DNA 的感受态细胞 100 μL 涂布在含有卡那霉素的选择平板上。

②将一管加重组质粒 DNA 的感受态细胞涂布在含有卡那霉素的选择平板上。

③将一管加重组质粒 DNA 的感受态细胞与 IPTG 混匀后涂布在含有卡那霉素的选择平板上。

（6）将涂布好的平板置于 37 ℃ 恒温培养箱倒置培养 20 h，第二天观察结果，拍照。

【实验结果】

实验结果见图 12-5。

扫码看彩图

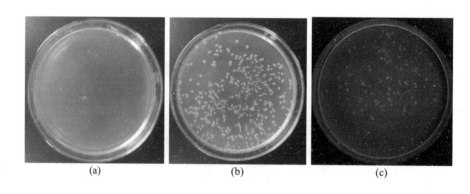

(a)　　　　　　　　(b)　　　　　　　　(c)

图 12-5　转化 IPTG 诱导的菌落

（a）空白对照；（b）转化了表达质粒，未经过 IPTG 诱导的 *E.coli BL*21；

（c）转化了表达质粒，经 IPTG 诱导的 *E.coli BL*21

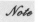
Note

【思考题】

（1）克隆载体和表达载体的区别在哪里？

（2）进行双酶切需要注意哪些问题？如何保证目的基因定向表达？

（3）如何使构建好的载体在受体细胞中保存得更长久？

实验十三　蛋白免疫印迹检测目标蛋白

【学习目标】

1.知识目标　掌握SDS-聚丙烯酰胺凝胶电泳、电转移和蛋白免疫印迹的实验原理及操作流程。

2.能力目标　采用蛋白免疫印迹技术定性和定量研究目的蛋白质的分子量及表达量。

3.素养目标　掌握现代生物技术研究目标蛋白的方法。

【实验原理】

蛋白免疫印迹是将经过聚丙烯酰胺凝胶电泳分离的蛋白质样品，转移到固相载体（例如硝酸纤维素薄膜，NC膜）上，固相载体以非共价键形式吸附蛋白质，且能保持电泳分离的多肽类型及其生物学活性不变。然后以固相载体上的蛋白质或多肽作为抗原，与相应的第一抗体（简称一抗）发生抗原抗体免疫反应，一抗再与酶或同位素标记的第二抗体（简称二抗）发生免疫反应，经过底物显色或放射自显影来检测电泳分离的目标蛋白。此方法是分子生物学、生物化学和免疫遗传学中常用的一种实验方法，可以定性研究目标蛋白的分子量，或者定量检测目的基因蛋白质水平的表达。

人类免疫球蛋白（immunoglobulin，Ig）根据其重链稳定区的分子结构和抗原特异性的不同，分为五类：IgG、IgA、IgM、IgD、IgE。IgG是血清的主要抗体成分，占血清免疫球蛋白总量的70％～75％。IgG的主要功能是在机体免疫中起保护作用，大多数抗菌、抗毒素和抗病毒抗体属于IgG。IgG对于诊断某些疾病具有意义。本实验以IgG为目标蛋白，采用不同病理状态下的血样，通过SDS-聚丙烯酰胺凝胶电泳法测得该蛋白质的分子量，并试图通过蛋白免疫印迹方法了解不同病理状态下该蛋白质含量的差异。

通常蛋白免疫印迹实验包括三部分操作。

一、十二烷基硫酸钠-聚丙烯酰胺凝胶电泳(SDS-PAGE)

1.聚丙烯酰胺凝胶 聚丙烯酰胺凝胶是由单体丙烯酰胺（简称Acr）和少量交联剂N，N-甲叉双丙烯酰胺，通过化学催化剂过硫酸铵（AP）和加速剂四甲基乙二胺（TEMED）的化学聚合作用交联聚合形成的三维网状结构的高聚物。以此为支持物的电泳称为聚丙烯酰胺凝胶电泳（polyacrylamide gel electrophoresis，PAGE）。

聚丙烯酰胺凝胶的浓度大时，形成的网孔孔径小，适于分离分子量相对较小的物质，反之，要分离分子量较大的物质就需要选择较小的凝胶浓度。聚丙烯酰胺凝胶浓度与被分离物质的分子大小的关系见表13-1。

表13-1 聚丙烯酰胺凝胶浓度与被分离物质的分子量（M_r）的关系

项目	分子大小	适用的聚丙烯酰胺凝胶浓度/（％）
蛋白质	36～200 kDa	5
	24～200 kDa	7.5
	14～200 kDa	10
	14～100 kDa	12.5
	14～60 kDa	15
DNA	1000～2000 bp	3.5
	80～500 bp	5.0
	60～400 bp	8.0
	40～200 bp	12.0
	25～150 bp	15.0
	6～100 bp	20.0

2.聚丙烯酰胺凝胶电泳（PAGE）　聚丙烯酰胺凝胶电泳根据其有无浓缩效应，分为连续系统和不连续系统两大类。连续系统电泳体系中缓冲液的pH值及凝胶的浓度相同，带电粒子在电场作用下，主要靠电荷效应和分子筛效应进行分离。不连续系统中缓冲液的离子成分和pH值、凝胶浓度及电位梯度都具有不连续性，带电粒子在电场中的泳动不仅依赖电荷效应和分子筛效应，还依靠浓缩效应，因而其分离的条带清晰度及分辨率均比连续系统高。

不连续系统的凝胶由浓缩胶和分离胶两部分组成。浓缩胶浓度较小，聚合而成的是大孔径胶，具有堆积作用，凝胶缓冲液为pH 6.7的Tris-HCl。分离胶的胶浓度大，聚合而成的是小孔径胶，凝胶缓冲液为pH 8.9的Tris-HCl。两种孔径的凝胶、两种缓冲体系、两种pH值使不连续系统的凝胶孔径、pH值、缓冲液的离子成分具有不连续性。

凝胶缓冲液和样品缓冲液选Tris-HCl缓冲液，电极缓冲液为Tris-甘氨酸缓冲液。电泳缓冲液中的HCl易解离出Cl⁻，它在电场中迁移率大，在最前面，故称为快离子或前导离子。电极缓冲液中的甘氨酸在浓缩胶pH 6.8的缓冲液中解离度很小，因而在电场中迁移率很小，称为慢离子或尾随离子。实验材料血清中的大多数蛋白质等电点（pI）在5.0左右，在pH 8.3或pH 6.8时均带负电荷，在电场中移向正极，其有效迁移率介于快、慢离子之间。电泳开始时快离子（氯离子）的迁移率最大，很快会超过蛋白质，因此在快离子的后面形成一个离子浓度低的区域（低电导区），使蛋白质和甘氨酸根离子迅速移动，形成稳定的界面，逐渐将蛋白质聚集在移动界面附近，浓缩成一中间层。当进入pH 8.9的分离胶时，甘氨酸解离度增加，其有效迁移率超过蛋白质，氯离子和甘氨酸离子沿着离子界面继续前进。而蛋白质分子因分子量大，被留在后面。蛋白质由于分子量不同在分离胶内受到的摩擦力不同，泳动率也不同。此外，各蛋白质由于pI不同，在同一pH值条件下所带的净电荷不同。表面电荷越多，在电场中的泳动率越大，反之越小。由此，蛋白质混合物根据分子量和净电荷的不同慢慢被分离成多个区带。

3.SDS-PAGE介绍　聚丙烯酰胺凝胶电泳是利用蛋白质分子量的大小、蛋白质的形状和所带净电荷数量三种因素来分离蛋白质组分的，所以无法通过

PAGE来计算目标蛋白的分子量。1967年，Shapiro等人发现，在电泳体系中加入阴离子去污剂十二烷基硫酸钠（SDS）和强还原剂β-巯基乙醇之后，当蛋白质的分子量介于15000～200000时，蛋白质的电泳迁移率与分子量的对数呈线性关系，并符合下列方程：

$$\lg M_r = K - b \cdot R_f$$

式中：M_r为蛋白质分子量，R_f为相对迁移率，K为直线的截距，b为斜率。

实验证明，在SDS-PAGE电泳体系中加入的β-巯基乙醇可以还原蛋白质分子中的二硫键。而SDS是一种阴离子表面活性剂，在电泳体系中起以下作用：①破坏蛋白质分子内以及分子之间的氢键和疏水键。另外，强还原剂巯基乙醇打开了蛋白质分子内的二硫键，蛋白质解聚成为亚基（或多肽链）。②SDS充分结合解聚后的蛋白质分子而形成带负电荷的蛋白质-SDS复合物，复合物所带的负电荷大大超过了蛋白质分子原有的电荷量，因而掩盖了不同蛋白质分子之间原有的电荷差异。③蛋白质-SDS复合物还引起了蛋白质构象的改变，在溶液中的形状像一个长椭圆棒。椭圆棒的短轴对不同的蛋白质亚基-SDS复合物基本上是相同的（约18 μm），但长轴的长度则与蛋白质M_r的大小成正比。因此这种复合物在SDS-PAGE系统中的电泳迁移率不受蛋白质原有电荷和形状的影响，而主要取决于椭圆棒的长轴长度即蛋白质及其亚基M_r的大小。

4.蛋白质标准曲线的制作

设定浓缩胶和分离胶的界线为起点，溴酚蓝前沿为终点，计算每种标准蛋白质的相对迁移率（R_f）。

$$R_f = \frac{蛋白质的迁移距离}{起点到溴酚蓝前沿的距离}$$

以各已知蛋白质的相对迁移率（R_f）为横坐标，它们的M_r的对数为纵坐标，绘制蛋白质标准曲线。

目标蛋白的M_r的计算：测量和计算出目标蛋白的R_f值，根据蛋白质标准曲线计算出目标蛋白的M_r。需要注意的是，在凝胶电泳中影响蛋白质迁移率的因素很多，在制胶和电泳过程中，很难保证每次的实验条件完全一致，所以用SDS-PAGE法测定M_r时，每次测定样品必须同时做标准曲线（图13-1、图13-2）。

扫码看彩图

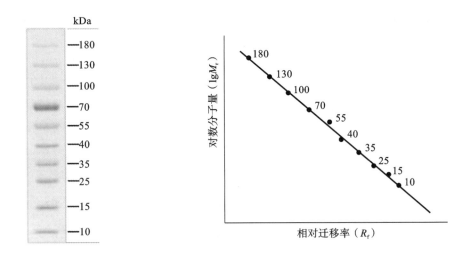

图13-1　分子量标准蛋白电泳图　　　　图13-2　蛋白质标准曲线

5.采用SDS-PAGE法测定蛋白质 M_r 时应注意的问题

（1）SDS-PAGE电泳测定蛋白质 M_r 时，如果SDS不能与蛋白质完全结合并具有相同的纺锤状构象，就不能得到精确的结果。影响蛋白质和SDS结合的因素主要如下。

①二硫键是否被完全还原：只有在蛋白质分子内的二硫键被彻底还原的情况下，SDS才能定量地结合在蛋白质分子上而消除电荷效应，使蛋白质的相对迁移率与分子量的对数呈线性关系。因此，蛋白质样品需要用含巯基乙醇的样品缓冲液进行煮沸处理，强还原能力的巯基乙醇还原蛋白质分子内的二硫键，并使许多不溶性的蛋白质溶解，进而与SDS定量结合。

②溶液的离子强度：溶液的离子强度应较低，通常为10～100 mmol/L。因为SDS在水溶液里是以单体和分子团的混合体存在的，SDS结合到蛋白质分子上的量，取决于平衡时SDS单体的浓度而不是总浓度，在低离子强度的溶液中，SDS单体具有较高的平衡浓度。

③溶液中SDS单体的浓度：SDS单体浓度大于1 mmol/L时，大多数蛋白质与SDS结合的质量比为1∶1.4，如果单体浓度降低到0.5 mmol/L以下，两者的结合比仅为1∶0.4，这样结合的SDS因量少而无法消除电荷差别，所以通常采用的质量比为1∶4或者1∶3。

（2）有许多蛋白质是由亚基（如血红蛋白）或者两条以上肽链（如人血清IgG、胰凝乳蛋白酶）组成的，它们在SDS和巯基乙醇的作用下，解离成亚基

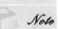
Note

或单条肽链。因此，对于这类蛋白质，SDS-PAGE测定的是亚基或者肽链的 M_r，而不是完整分子的 M_r。

（3）不是所有的蛋白质都能用SDS-PAGE测定 M_r，例如电荷异常或构象异常的蛋白质，带有较大辅基的蛋白质（如某些糖蛋白）以及一些结构蛋白，如胶原蛋白等。又例如组蛋白F1，它本身带有大量正电荷，因此，尽管结合了大量正常比例的SDS，但也不能掩盖其原有正电荷的影响。

二、电转移

电转移的原理是将PAGE胶内分离的各分子量不同的蛋白质，通过电泳转移到一个固相载体硝酸纤维素膜（NC膜）上，使蛋白质分子表面化，以便与下一步蛋白免疫印迹的抗体进行结合（图13-3）。

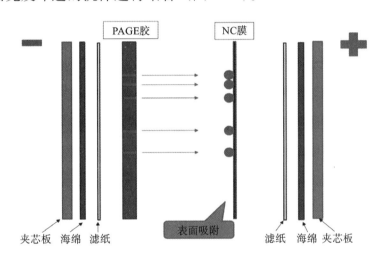

图13-3　电转移原理示意图

转膜方法还有半干法转膜。电转移法效率高，转膜彻底。

三、蛋白免疫印迹

经SDS-PAGE电泳分离的人血清蛋白条带通过电转移法从SDS-PAGE凝胶内部转移到NC膜上，实现了蛋白质分子的表面化。然后采用一抗（鼠抗人IgG）特异性识别人IgG并与其结合，再用过氧化物酶标记的二抗（羊抗鼠IgG）与一抗结合，最后加入过氧化物酶的底物二氨基联苯胺（DAB），酶催化底物产生有色、不溶性的产物，沉积在人IgG的重链带上。根据颜色的深浅和面积，可以估计被测蛋白质的含量（图13-4）。

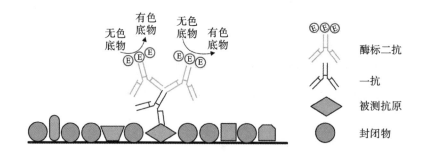

图13-4 蛋白免疫印迹示意图

由图13-4可知，蛋白免疫印迹测定目标蛋白是通过一抗和二抗的间接检测法，此方法有以下优点。

（1）二抗可测定多种多样的一抗从而避免了逐一标记一抗。

（2）一抗通常能与几个二抗分子结合，从而起到放大信号的作用。因此蛋白免疫印迹检测蛋白质的灵敏度大大提高，理论上敏感性为1～5 ng。

免疫印迹的具体操作流程如下。

1.**封闭（Blocking）** 用非特异性蛋白质（不与抗体结合）封闭NC膜上没有吸附蛋白质的空白区，使特异性抗体只与膜上的相应抗原蛋白质条带结合。

2.**一抗结合** 一抗与抗原蛋白质条带特异性结合。

3.**二抗结合** 偶联了过氧化物酶（HRP）的二抗与一抗特异性结合。

4.**显色反应** 加入催化剂过氧化氢后，酶底物二氨基联苯胺（DAB）与过氧化物酶标记的蛋白质区域产生红棕色沉淀。

注：蛋白免疫印迹显色的方法主要有以下几种，本实验选择d方法。

a.放射自显影；b.底物化学发光ECL；c.底物荧光ECF；d.底物DAB呈色。

【实验流程】

实验流程见图13-5。

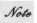

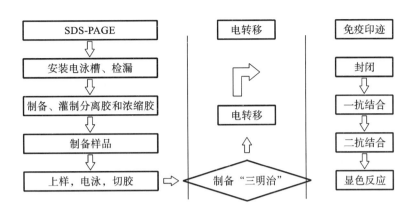

图 13-5　实验流程

【实验对象及材料】

1. 实验对象　人血清，一抗（鼠抗人 IgG），二抗（辣根过氧化物酶标记的羊抗鼠 IgG）。

2. 实验试剂　丙烯酰胺，N，N-甲叉双丙烯酰胺，四甲基乙二胺（TEMED），过硫酸铵（AP），三羟甲基氨基甲烷（Tris），甘氨酸（Gly），溴酚蓝，十二烷基硫酸钠（SDS），乙醇，甘油，β-巯基乙醇，低分子量标准蛋白标记，考马斯亮蓝 R250，冰乙酸，脱脂奶粉，NC 膜，HCl，NaCl，Tween-20，二氨基联苯胺（DAB），过氧化氢。

（1）电极缓冲液：Gly 14.1 g，SDS 0.5 g，Tris 3 g，加水至 1000 mL，pH 8.3。

（2）30%丙烯酰胺储存液：29.2 g 丙烯酰胺，0.8 g 甲叉双丙烯酰胺，加重蒸水至 100 mL。

（3）分离胶缓冲液：3 mol/L Tris-HCl，pH 8.9。

（4）浓缩胶缓冲液：0.5 mol/L Tris-HCl，pH 6.8。

（5）10%过硫酸铵：临用前用重蒸水配制。

（6）10%SDS。

（7）10%TEMED。

（8）2×蛋白样品缓冲液：0.1 mol/L Tris-HCl 缓冲液，pH 6.8，20%甘油，4%SDS，10%β-巯基乙醇，0.005%溴酚蓝。

（9）转移缓冲液：25 mmol/L Tris，192 mmol/L Gly，30%乙醇，pH 8.3。

（10）TBS（Tris-HCl，NaCl）缓冲液：20 mmol/L Tris-HCl，500 mmol/L NaCl，pH 7.5。

（11）TTBS：取 100 mL TBS，加 250 μL 20% 的 Tween-20。

（12）封闭液及抗体稀释液：3% 脱脂奶粉-TBS 溶液。

（13）底物溶液：2.5 mg 二氨基联苯胺（DAB）+ 9 mLTBS，临用前加入 20 μL H_2O_2。

（14）考马斯亮蓝 R250 染色液：0.05% 考马斯亮蓝 R250，30% 乙醇，10% 冰乙酸。

（15）脱色液：30% 乙醇，10% 冰乙酸。

3.实验器材　垂直板电泳槽，制胶架，多用取胶器，转移电泳槽，电泳仪，凝胶成像分析系统。10 μL、50 μL、200 μL 和 1000 μL 微量移液器。

【实验步骤】

1.SDS-PAGE

（1）安装垂直板电泳槽装置：按照垂直板电泳槽的装置图取下两块玻璃板洗净晾干或用吹风机吹干，平行嵌入本体的凹槽中，长玻璃板朝外，短玻璃板朝内，两块玻璃板之间就形成了凝胶室。合上滑块，均匀旋拧螺栓扣紧凝胶室，检查凝胶室底部是否与本体底端重合。然后将以上组合放入制胶架，插入并旋转凸轮，即可灌胶。

（2）聚丙烯酰胺凝胶溶液的配制见表13-2。

表13-2　聚丙烯酰胺凝胶溶液的配制

成分	分离胶				浓缩胶	
胶液浓度/（%）	7.5	10	12	20	4	5
30%储存液/mL	2.5	3.33	3.2	6.67	0.53	0.67
分离胶缓冲液/mL	2.5	2.5	2	2.5	—	—
浓缩胶缓冲液/mL	—	—	—	—	1.0	1.0
重蒸水/mL	4.82	3.99	2.66	0.65	2.36	2.22
10%SDS/mL	0.1	0.1	0.1	0.1	0.04	0.04

Note

临灌胶前再加入以下试剂混匀（表13-3）。

表13-3　临灌胶前加入的试剂

成分	分离胶			浓缩胶		
10%TEMED/mL	0.08	0.08	0.08	0.08	0.04	0.04
10%过硫酸铵/mL	0.04	0.04	0.04	0.04	0.02	0.02
总体积/mL	10	10	8	10	4.0	4.0

取两个50 mL小烧杯，根据所需要的胶液浓度和体积按表13-2的比例配制。本实验配制12%分离胶8 mL，4%浓缩胶4 mL。

（3）灌胶：将电泳槽本体倾斜45°角，把配制好的分离胶液倒入两块玻璃板之间的凝胶室中，待胶液加至距短玻璃板顶端约2.5 cm处时停止灌胶，然后在胶液表面上小心加入厚约0.5 cm的水层（或正丁醇），以保持分离胶面平整，同时隔绝空气，空气中的氧对凝胶的聚合有阻碍作用。凝胶和水之间出现清晰界面时，说明分离胶已聚合，大约30 min完成聚合。

倾去分离胶上层的水，将配制好的浓缩胶液加到分离胶上，至短玻璃板的顶端，插上样品梳，放置，待其聚合。

（4）样品的制备：取5 μL人血清原液，加45 μL水，再加50 μL的2×样品缓冲液混匀。将人血清样品和分子量标准蛋白标记样品水浴或者金属浴100 ℃加热8 min，10000 r/min离心2 min，取上清液上样。

（5）加样：向电泳槽中加入电极缓冲液，垂直缓慢拔出样品梳。选好加样孔，用微量进样器或者微量移液器缓慢、细致加样（图13-6）。

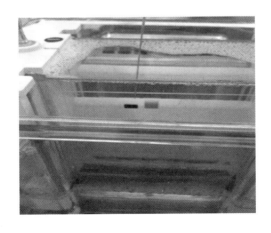

图13-6　加样示意图

（6）电泳及染色：蛋白质样品在浓缩胶时稳压80 V电泳，进入分离胶后换电压（稳压120 V），当溴酚蓝前沿到达距底部0.5 cm左右时，停止电泳。用多用取胶器最薄的一端插入两块玻璃板中间，轻轻撬开，然后在玻璃板上再用多用取胶器的较薄一侧切出2块胶条，每块胶条都包括人血清样品和低分子量标准蛋白标记。

一块胶条用考马斯亮蓝R250染色液染色，1 h后换成脱色液脱色，换2~3次脱色液至蛋白质条带清晰为止，再换至水中，等待拍照；另一块胶条用于下一步转印和酶联免疫染色。

2.电转移

（1）剪切与凝胶尺寸相符的NC膜，用转移缓冲液浸泡5 min，使之湿润并释放膜空隙中的小气泡。

（2）剪2张滤纸（与海绵的尺寸大小相符），将其与海绵一起浸泡在转移缓冲液中。

（3）安装转移"三明治"：打开转移槽的胶板，依次放入：

① 一片浸湿的海绵。

②一张用转移缓冲液饱和的滤纸。

③ 用转移缓冲液冲洗过的凝胶，并小心地赶走滤纸和胶之间的气泡。

④小心地用镊子将与凝胶尺寸一致的NC膜缓慢铺在凝胶上，保证与凝胶上沿对齐并且二者之间没有气泡，然后在膜的右下角剪一小角，以标明电泳方向。

⑤一张用转移缓冲液饱和的滤纸。

⑥一片浸湿的海绵。

（4）小心地合上胶板，并立即放入转移电泳槽中，加转移缓冲液至满。

（5）插好电极，注意正负极方向，胶侧为负极，NC膜侧为正极。打开电泳仪开关，调至稳压60 V，电泳1 h，转移结束后打开胶板，取出NC膜。

3.膜的酶联免疫染色

（1）用TBS缓冲液洗膜1 min后，将膜封入塑料薄膜袋内，留一开口。

（2）加封闭液后封闭开口，37 ℃摇床上摇动30 min。

（3）弃封闭液，按每平方厘米膜面积100 μL的量加入适当稀释的一抗溶

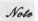

液，37 ℃摇床上轻轻摇动50 min。

（4）取出膜，用TTBS洗膜3次，每次1 min。再封入一新的塑料薄膜袋内。

（5）按每平方厘米膜面积100 μL的量加入适当稀释的酶标二抗溶液，37 ℃摇床上轻轻摇动50 min。

（6）取出膜，用TTBS洗膜3次，每次1 min，最后用TBS溶液洗1次，以除去Tween-20。

（7）将膜浸入10 mL底物溶液中，至显色清楚后，转入水中清洗，将底物溶液洗净。

4.取胶和膜上的显色结果拍照　图13-7。

【实验结果】

实验结果见图13-7。

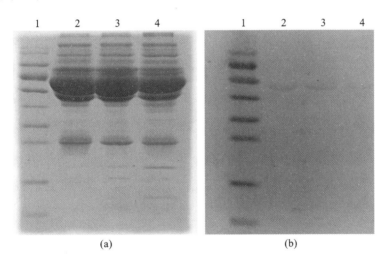

(a)　　　　　　　　　　(b)

图13-7　人血清样品SDS-PAGE分离结果及蛋白免疫染色结果

1.标准蛋白标记；2～4.人血清样品。

【常见问题】

（1）聚丙烯酰胺凝胶交联聚合时常出现的问题如下。

①通常胶的凝固时间在30 min至1 h之间，如果凝固太慢，可能是TEMED

和AP的量加得不够，并且AP要现配现用；如果胶凝固得太快，可能是AP和TEMED过量，这样的胶硬度高、易裂，电泳时烧胶。

②丙烯酰胺在放置过程中容易被氧化成丙烯酸，会影响凝胶的凝固，所以在配制储存液的时候，可以加入部分阴阳离子树脂吸附丙烯酸。

（2）样品条带出现各种现象的原因分析如下。

①微笑现象（两边翘起，中间凹下）：主要是由凝胶的中间部分凝固不均匀所致，多出现于较厚的凝胶中。处理方法是等凝胶彻底凝固后再做后续实验。

②皱眉现象（中间凸起，两边下沉）：有可能是垂直板电泳槽装置安装不合适，尤其是凝胶室的底部有气泡，或者靠近玻璃的凝胶聚合不完全。

③拖尾现象：主要是样品的溶解效果不佳或分离胶浓度过大引起的。解决方法是选择适当的样品缓冲液；加样前离心样品并取上清液；加适量样品促溶剂；降低凝胶浓度。

④条带模糊不清：a. 蛋白质分子量太大，电泳时间不够，条带没有分离开，可以换浓度较小的凝胶或者延长电泳时间；b. 染色液用过多次，没有染好；c. 电极缓冲液重复使用多次，分离效果不好；d. 蛋白质降解严重，可以试试低温电泳。

⑤"纹理"现象：样品条带之间出现纵向纹理，是由样品中的不溶性颗粒引起的，解决方法是煮沸以增加溶解度，上样前离心除去不溶性颗粒。

⑥偏斜现象：电泳分离的样品条带偏向一边，是由于电泳槽装置放置不平。

⑦条带太粗：上样量太多。

（3）酶联免疫后NC膜背景不干净或者不出现条带的原因如下。

①一抗或者二抗的纯度不高，效价低。

②脱脂奶粉的质量问题导致封闭效果不好，可以在配制封闭液之前将奶粉煮沸，使奶粉中的蛋白质溶解性更好。

③如果排除一抗、二抗以及脱脂奶粉的问题，NC膜上不出现条带或者条带颜色非常浅，则NC膜有可能过期失效，导致吸附蛋白质的能力下降。

【注意事项】

丙烯酰胺和N，N-甲叉双丙烯酰胺有神经毒性，注意不要沾在皮肤上，如有沾染，可用水洗净。待交联聚合后它们的毒性大大降低。

【思考题】

（1）如何选择适合蛋白质样品的聚丙烯酰胺凝胶的浓度？

（2）如果不加封闭液，最后蛋白免疫印迹会出现什么结果？

（3）选取一抗和酶标二抗有什么要求？为什么通常不直接使用酶标一抗？

Note

参考文献

[1] M.R.格林，J.萨姆布鲁克.分子克隆实验指南（原书第四版）[M].贺福初，译.北京：科学出版社，2017.

[2] 郝福英，周先碗，朱玉贤.基础分子生物学实验[M].北京：北京大学出版社，2010.

[3] 陈德富，陈喜文.现代分子生物学实验原理与技术.北京：科学出版社，2011.

[4] 郭尧君.蛋白质电泳实验技术[M].2版.北京：科学出版社，1999.

[5] 申煌煊.分子生物学实验方法与技巧[M].广州：中山大学出版社，2010.